치매에 대한 불안과 공포를 해결해주는

나
치매
아냐?

HEALTH
CARE 08

치매에 대한 불안과 공포를 해결해주는

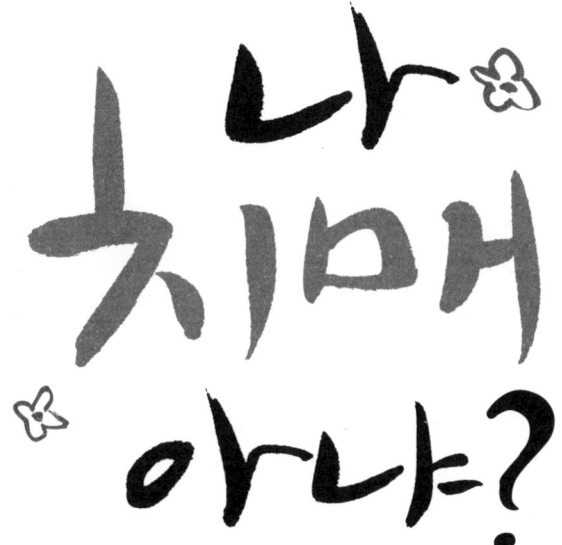

나 치매 아냐?

한설희 지음

추천사

한설희 교수의 새로운 책인 「나 치매 아냐?」의 서문을 쓸 수 있게 되어 매우 영광입니다. 저는 한설희 교수와 15년간 두터운 친분을 쌓아왔습니다. 한설희 교수는 약 120편의 연구논문을 발표하며 왕성하게 활동하는 학자이며, 건국대학교 의생명과학연구원의 수장이자, 건국대학교병원의 원장입니다. 오랜 세월 치매 연구와 치료에 매진한 공로로 2009년 대통령 표창을 받았으며 대한치매학회의 창립자이기도 합니다. 그는 한국 노인신경학을 이끌어가는 선구자입니다.

한설희 교수와 보낸 오랜 시간 동안 우리는 국제 학회에서 서로의 발표를 듣고 경쟁하였습니다. 저는 그의 제자들과 한국의 젊은 신경과 의사들을 제가 일하고 있는 뉴욕대학교 병원에 초대하였고, 한설희 교수도 그가 주최한 알츠하이머 치매학회에 저를 초청하여, 우리는 알츠하이머 치매를 바라보는 새로운 시각과 치매를 치료하기 위한 방법에 대해 뜨겁게 토론하곤 했습니다.

30년 간 뉴욕대학교병원의 정신과 교수이자 과학자로 지내면서, 저는 점점 커져가는 치매에 대한 대중들과 의사들의 관심과 우려를 경험하였고, 치매의 과학적 비밀들이 하나 둘씩 벗겨지는 과정을 가장 앞에서 지켜보아 왔습니다. 사람들은 알츠하이머병의 참담한 증상들을 알게 될수록, 치매를 피하는 방법, 치매 진단에서 기대할 수 있는 것 그

리고 그들의 미래가 어떻게 될 것인지에 대해 유용한 정보를 알고 싶어
했습니다. 한설희 교수의 「나 치매 아냐?」는 일반 대중들을 위한 설명
들을 담고 있습니다. 이 책은 가장 유용하고 실질적인 도움을 줄 것입
니다.

알츠하이머병 조기진단의 눈부신 발전은 MRI나 PET과 같은 영
상기술과 혈액과 뇌척수액 및 유전체 검사 등의 생체 표지자 기술의 발
달에 의해 이루어진 것입니다. 또한 알츠하이머병의 생물학적, 생리학
적 배경 지식, 신약 개발을 가능하게 하는 동물 모델의 개발도 급속도
로 성장하였습니다. 그러나 아직까지 우리는 치매를 치료하는 효과적
인 치료법을 찾지 못한 상태입니다.

알츠하이머병의 효과적인 치료법이 없는 이 상황에서, 우리는 질
병의 예방에 집중해야 하지만 무엇을 어떻게 해야 할지 잘 알지 못합니
다. 한설희 교수는 이 책에서 예방 전략에 대해 명료하고 균형 잡힌 설
명을 하고 있습니다. 이 책은 알츠하이머 치매와 같은 노인성 뇌질환으
로부터 우리를 보호할 수 있는 효과적인 방법을 제시하고 있으므로, 많
은 사람들에게 이 책이 도움이 되기를 바랍니다.

뉴욕대학교 의과대학 뇌건강센터장 정신과 교수

모니 드 레옹

It is my honor to be invited to write the forward to Dr. Seol-Heui Han's new textbook "Do I happen to be a dementia patient?" I have known Dr. Seol-Heui Han for 15 years. Dr. Han is a distinguished and productive scholar with over 120 peer reviewed publications. He is President of Konkuk University Medical Center, Seoul, Korea and director of the prestigious Konkuk University Institute of Biomedical Science and Technology. He has won the 2009 Presidential Award for excellent service to dementia care in Korea and is founder of Korean Dementia Association. Dr Han is the leading geriatric neurologist in South Korea.

In our long association, Dr. Han and I have attended each other's talks at international scientific meetings. I have hosted his students and young doctors in my New York University laboratories, and in my visits to Korea to attend the Alzheimer conferences he has organized, I have had the opportunity to explore with him novel ways to understand Alzheimer's disease and how it can be better managed.

For over 30 years as a scientist and Professor of Psychiatry at New York University, I have first hand witnessed the changing awareness of the public and of the doctors and medical establishments that assist them. As more and more individuals become concerned by the terrible consequences of Alzheimer disease, increasingly they want useful information about how to avoid this fate, what to expect from a diagnosis, and how to optimize their future intellectual functioning. The text book by Dr Seol-Heui Han, "Do I happen to be a dementia patient?" clearly discusses these issues for a general public audience. It is a most useful and practical guide.

Remarkable progress in the early diagnosis of Alzheimer's has been made possible by innovative imaging tools such as MRI and PET scanning and with biomarker technologies probing the genome and the biochemistry of the blood and the spinal fluid. There have also been great advances of our understanding of the biology and physiology of the disease and the development of animal models to enable new drug development. However, we still do not have an effective treatment for the disease.

Lacking an effective Alzheimer treatment has placed a great burden on prevention strategies, which are also experimental, but which are explained by Dr. Han in a clear and balanced manner. As such this book offers valuable insight into strategies to protect the brain from age related brain diseases such as Alzheimer's disease. I expect this book to well serve the public.

Mony J. de Leon
Professor of Psychiatry
Director Center for Brain Health
New York University

머리말

당나라 시인 두보의 한시에 '인생 칠십 고래희(人生七十古來稀)'라는 구절이 있습니다. 예로부터 사람이 나이 일흔 살을 넘기는 것이 드문 일이라는 뜻입니다. 그런데 어떻습니까? 오늘날의 현실은 그 반대이지요. 일흔을 넘기지 못하는 사람이 드문 세상이 되었습니다(人生未七十古來稀). 이제 누구라도 조금만 건강에 힘쓰면 백세까지 장수할 수 있는 세상이 되었습니다. 오래 사는 것, 과연 축복일까요? 물론 건강하게 주위 가족이나 동료들에게 폐를 끼치지 않으면서 오래 사는 것이라면 복받은 인생이라 할 수 있습니다.

세계보건기구(WHO)에서는 노인의 기준을 만 65세로 잡고 있습니다. 영양상태가 좋아지고 감염성질환, 암 등이 차례로 정복되면서 인간의 수명은 점차 증가하여 노인 인구의 비율이 기하급수적으로 늘어나고 있습니다. 따라서 고령인구의 증가에 의한 노인성질환, 특히 치매 환자의 증가 속도가 무섭습니다. 이제 오래 사는 것이 능사가 아니라 건강하게 사회적 본분을 다하며 오래 사는 '건강한 노화 또는 성공적인 노화(healthy aging or successful aging)'가 중요한 시대가 되었습니다.

이 책은 필자가 지난 24년간 병원과 연구소에서 치매 환자를 진료하고 또 원인을 밝히는 연구를 해오면서 얻어진 경험을 토대로 써내려 갔습니다. 치매를 극복한다는 것은 다른 말로 노화를 극복한다는 말이며 이는 신의 영역에 도전하는 일이 될 것입니다. 하느님은 왜 우리 인간의 뇌에 차고도 넘칠 만큼 천억 개가 넘는 신경세포를 만들어 주었을까요? 그것은 아마도 우리가 태어나는 순간부터 오감을 통해 배우고 익히는 모든 경험들을 조금씩 축적하여 생을 마감하는 날까지 정리하고 조직화 하기 위한 배려일지도 모르겠습니다. 우리 몸의 다른 장기와는 다르게 신경세포는 일단 손상되면 회복, 재생 능력이 없는 조직입니다. 평소에 뇌를 다치지 않도록 매우 세심한 주의가 필요한 이유가 여기에 있습니다. 그렇기 때문에 안타까운 일이지만 이미 치매의 길로 들어선 사람들은 이전의 온전한 상태로 되돌리기란 불가능한 일입니다.

필자는 치매를 확률 게임이라 여깁니다. 왜냐하면 노인이 되면, 즉 만 65세로 접어들면 누구든지 치매에 걸릴 위험성이 10% 내외가 됩니다. 85세에 이르면 위험도는 더 높아져 50%에 육박합니다. 즉, 두 분 중 한 분은 치매 환자라는 말이 되겠지요. 그러나 걱정할 일만은 아닙니다. 65세 이상 노인 인구의 90%는 정상이며 또 85세가 되더라도 나머지 절반 정도는 여전히 건강한 뇌 상태를 유지할 수 있기 때문입니다. 이제부터 필자가 이 책에서 말씀 드리는 내용을 차근차근 실행에 옮긴다면 여러분은 누구나 치매 환자가 아닌 건강한 편에 서 있을 확률을 높일 수 있습니다. 40대의 뇌 건강을 80대 아니 100세 노인이 될 때까지 유지하는 방법에 대해 이야기를 알기 쉽게 풀어 놓았습니다.

치매, 특히 알츠하이머병은 어느 날 갑자기 시작되는 병이 아닙니다. 중년기 무렵에 잉태된 치매의 씨앗이 우리가 어떤 생활습관으로 평생을 살아가는가에 따라 치매의 꽃을 피우기도 하고 흔적도 없이 사라지게 할 수도 있습니다. 우리가 설령 치매 위험이 높은 유전자를 물려받고 태어났다 할지라도 우리의 뇌를 어떻게 가꾸고 관리하느냐에 따라 치매 없는 행복하고 활기찬 노년을 맞이할 수 있습니다. 유전적 성향은 후천적으로 뇌 건강 생활습관을 만들어 줌으로써 얼마든지 극복할 수 있는 것입니다. 이는 현대 의학으로도 입증된 바 있으며 이와 같이 유전에 의한 선천성 형질이 후천적인 환경의 영향에 의해 변화되는 현상을 연구하는 학문 분야를 바로 후생 유전학(Epigenetics)이라 합니다. 굳이 후생 유전학이라는 어려운 학술 용어를 쓰지 않더라도 뇌에 좋은 바른 생활습관을 통하여 치매를 예방할 수 있는 길이 있음을 명심하시기 바랍니다. 모든 것은 우리 마음 먹기에 달려 있습니다. 이 책에서 소개하는 **'생각바꾸기'**를 통해 누구나 성공적 노화에 이를 수 있기를 기대해봅니다.

　끝으로 평소에 가졌던 치매예방에 관한 생각이 활자화되어 예쁜 책으로 나올 수 있게 도와준 여러분의 고마움을 잊을 수가 없습니다. 특히 환자진료에 바쁜데도 불구하고 시간을 할애하여 원고를 꼼꼼히 검토해준 김희진, 문연실, 김진옥, 양영순 선생, 오랜 친구이자 스승이며 늘 학문에 대한 열정을 일깨워주는 선배 Mony de Leon 그리고 졸고의 출판을 즐거운 마음으로 맡아주신 싸이프레스의 김영조 대표님께 다시 한번 깊은 감사의 말씀을 드립니다.

건국대학교병원 원장

한설희

Contents

PART 1
내 머리 속에 무슨 일이 생기는 걸까?

PART 2
나 진짜 치매 아냐?

PART 3
치매의 전 단계를 꽉 잡아라!

PART 4
치매 검사하러 병원 왔어요

PART 8
치매야, 가라!

PART 9
치매 환자 가족을 위한 지침

PART 10
알아두자! 치매 SOS

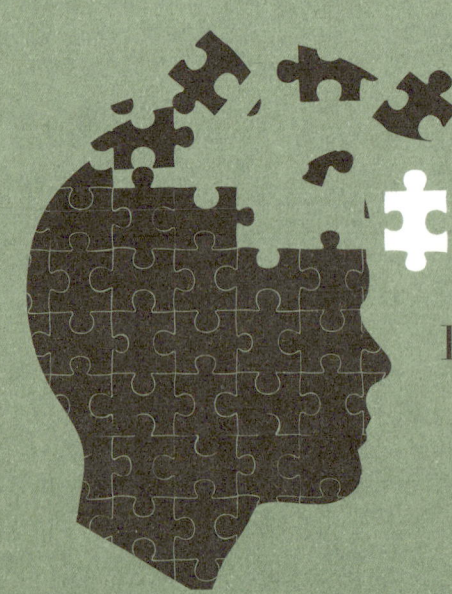

Do I Really Have
Alzheimer's
Disease?

내 머리 속에
무슨 일이
생기는 걸까?

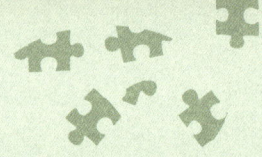

"내 자동차 키 어디 있지?"

자동차 키를 찾아 한참을 헤매다가 식탁 구석에서 찾아내곤 지하 주차장으로 허둥지둥 내려간다. "어제 저녁에 어디에다 주차를 했더라? 아차, 여기가 아니고… 지하 2층이었지."

한 층을 더 내려가 차를 발견하고 시동을 건다.

"이런~ 휴대폰을 안 가지고 내려왔네."

다시 아파트 위층까지 한걸음에 다녀와서는 운전석에 앉아 빠뜨리고 온 것은 없는지 다시 한번 살펴본다.

"휴~ 다행히 지갑은 가지고 왔군. 에구… 요즘 내 기억력이 왜 이렇지? 혹시 내 머리 속에 무슨 일이 생기고 있는 건 아닐까?"

고개를 갸우뚱 거리며 근심 어린 표정으로 출근길에 오른다.

CHAPTER 1
기억

지금 여러분 중에는 앞의 글을 읽고 나서 '나도 그래! 맞아, 나도 그런 적이 있어!'라며 한 두 번쯤 비슷한 경험을 한 사람이 많을 것이다. 우리가 살고 있는 사회가 점차 복잡해지고 세분화되면서 몸에 지니고 다녀야 할 물건 또는 기억해야 할 일들이 점차 많아지는 만큼 사소한 실수들이 생기게 마련이다. 특히 중년이 되면 이러한 실수가 잦아지게 되는데 이런 경우 많은 사람들이 '혹시 나에게 벌써 치매 초기 증상이 나타나는 것은 아닐까?'하고 걱정을 한다. 더구나 최근 〈내 머리 속의 지우개〉나 〈천 년의 약속〉과 같은 젊고 아름다운 여주인공이 치매에 걸려 사랑하는 사람들을 안타깝게 하는 내용의 영화나 TV 드라마가 인기를 얻으면서 '젊은 치매'에 관한 관심이 높아지고 있다. 그러나 영화나 드라마처럼 20~30대의 치매는 유전자 돌연변이에 의한 극히 드문 예를 제외하고 실제 상황에서는 거의 일어나지 않는다.

그러면 기억이란 도대체 무엇일까? 기억은 사전적인 의미로, '이전의 인상이나 경험을 의식 속에 간직하거나 도로 생각해 냄'이라 되어 있고, 심리학에서는 '사물이나 사상(事象)에 대한 정보를 마음 속에 받아들이고 저장하고 인출하는 정신적 기능'을 의미한다. 여기에서 키워드는 경험, 받아들임, 저장, 인출이다. 조금은 딱딱하고 무미건조한 내용일 수도 있지만 앞으로 이 책의 주요 내용인 건망증이나 치매에 관해 이야기를 풀어가려면 기억이 생성되는 방법을 짚고 넘어가는 것이 좋겠다.

기억은 다음의 몇 가지 주제어로 요약하여 설명할 수 있다.

1 받아들이기 또는 등록

기억은 외부 세계로부터 어떠한 자극을 통해 우리의 감각으로 들어온, 즉 우리가 경험한 정보들을 등록함으로써 시작된다. 사실 우리는 매일 우리 신체의 오감은 물론이고 한 걸음 더 나아가 무시무시한 육감까지 이용하여 수많은 자극을 받아들인다. 그러나 그 자극들 중에서 극히 일부분만 등록되고 나머지는 사라진다. 가령 아침 출근길 만원 지하철 속 옆 사람에게서 났던 냄새가 향수 냄새였는지, 샴푸 냄새였는지, 어제 회식 자리에서 밴 음식 냄새였는지 전혀 기억이 나지 않을 것이고 기억할 필요도 없다. 아마 수 초간은 뇌 문을 두드렸을지는 모르지만, 결국 등록되지 않은 것이다.

하지만 그 냄새가 전에 사귀던 애인이 자주 쓰던 향수 냄새였다면? 또는 생명을 위협할 정도의 심한 악취였다면? 이런 경우라면 우리의 뇌에 등록될 것이다. 우리의 뇌는 모든 자극들을 다 받아들이지는 않는다. 그러나 뇌는 과거의 경험과 생존에 관련된 본능으로 촘촘히 짜인 거름망을 통해 자극들을 걸러내어 필요한 정보만 우리의 뇌에 등록되도록 한다.

중고등학교 시절 쉬는 시간마다 실내화와 축구공이 날아다니던 교실에서도 수학 문제집을 풀던 우리 반 전교 1등. 그 학생은 불필요한 청각 자극은 완벽히 걸러내고 본인 눈 앞의 숫자와 공식들로 이루어진 시각 자극만을 두뇌에 등록하던 탁월한 능력이 있었기 때문에 그런 신기에 가까운 기술을 펼쳐 보일 수 있었던 것이다. 반대로 이 세상의 자극들이 걸러지지 않고 몽땅 모두 머리 속에 들어온다면 어떻게 될까? 아마도 엄청난 양의 자극과 정보에 압도당해 우리는 정신줄을 놓고 살아야 할지도 모른다.

2 저장

뇌에 등록된 유용한 정보들은 일정 기간 동안 기억창고에 저장된다. 도널드 헵(Donald Hebb) 박사 등은 기억의 저장 기간에 따라서 우리의 기억을 단기기억과 장기기억으로 나누었다. 왜 굳이 단기기억과 장기기억으로 구분하였을까? 인지 과학 분야에서 널리 알려진 H.M.(헨리 구스타프 몰레이슨)이라는 환자가 보여준 현상은 이러한 이분법에 고개를 끄덕이게 한다. H.M.은 약물로 도저히 치료

되지 않는 간질(이를 난치성 간질이라 함)의 치료를 위해 양쪽 측두엽 제거수술을 받았는데, 이는 당시에 매우 실험적인 수술이었다. 그때까지만 해도 의학자들은 기억이란 뇌 전체에 퍼져 저장되는 것이라고 생각하고 있었기 때문이다. 따라서 H.M.이 수술 이후에 기억을 잃을 것이라고는 전혀 예측하지 못하였다.

하지만 이 수술을 받은 이후 그는 심한 건망증을 보이기 시작했다. 매일 똑같은 퀴즈를 풀고, 똑같은 신문을 읽었지만, 처음 보는 퀴즈이고 신문인 양 행동했던 것이다. 그리고 그의 어머니가 방금 다녀갔지만, 10분 후에 H.M.은 어머니가 다녀간 사실을 까맣게 잊고 있었다. 여기까지 보면 기억창고가 몽땅 양측 측두엽에 있다고 생각할 수 있다. 그런데, H.M.은 미국 대공황 때 있었던 난리통 상황, 역대 미국 대통령의 이름, 어린 시절의 기억 등은 상세하게 기억하고 있었다. 그 외 감각, 운동, 언어, 지능 등도 모두 정상 소견이었다. 따라서 의학자들은 새로운 것을 받아들이고 기억을 형성하는 부위와 오래된 기억을 저장하는 뇌 부위가 분리되어 있다는 사실을 유추해내었고, 전자의 기억을 단기기억, 후자의 기억을 장기기억이라고 명명하였다.

가. 단기기억

단기기억은 뇌의 일시적인 전기적 활성화에 근거하여, 적은 용량을 잠깐 기억하는 것을 뜻한다. 호감을 갖고 있는 여성이 알려주는 전화번호 8자리를 곧바로 외워서 내 휴대전화에 입력한다거나, 구석 창가자리 테이블의 털모자 커플이 아이스 아메리카노와 생크림 가득 뿌린 모카라떼를 주문한 것을 기억하고 컴퓨터에 주문서를 입력할 때 이용하는 것이 단기기억이다.

단기기억 기능이 어떻게 이루어지는지 설명하기 위해 최근에 가장 많이 쓰이는 모델은 작업기억(Working Memory) 가설이다. 작업기억 모델은 중앙집행장치(Central Executive System)와 노예저장체계(Slave Storage System)로 이루어지는데, 노예저장체계는 언어와 청각 정보를 유지하고 조작하는 음운고리(Phonological Loop)와 시공간적 정보를 유지하는 시공간 스케치판(Visuo-Spatial Sketchpad)으로 이루어진다. 만약 조금 전 그 여성이 불러준 전화번호를 빨리 휴대전화에 입력해야 하는데, 이 휴대전화가 어디에 있는지 도대체 찾을 수가 없다고 하자. 이쪽저쪽 주머니를 뒤적거리면서 입으로는 계속 그 전화번호를 되뇌이게 되는데, 이때 작용되는 것이 음운고리이다. 마찬가지로, 털모자 커플이 주문한 음료를 배달해야 할 곳이 구석 창가자리 테이블이라는 것을 잠시 기억할 때 사용되는 것이 시공간 스케치판이다. 음료를 배달한 즉시 내 머리 속에서 잊혀질 털모자 커플은 작업기억 중 노예저장체계에 의해서 잠시 기억되는 것이다.

반면에 중앙집행장치는 주의집중, 행동계획의 수립, 추론활동을 주관하는 작업을 담당한다. 제아무리 음운고리가 발달된 사람이

라도 술에 잔뜩 취해 있거나 매우 졸려서 주의집중이 되지 않는 상
태에서는 아름다운 여성이 불러주는 전화번호를 내 휴대전화에 입
력할 때까지 제대로 되뇌이지 못한다. 또는 전화번호를 되뇌이는 도
중 심장이 멎을만한 미모의 여성이 나에게 말을 건다면 되뇌이던 전
화번호 따위는 허공 속의 먼지가 되어 날아가버릴 것이다. 이렇게
짧은 시간동안 유지되고 쉽게 무너지는 작업기억들은 주로 전전두
엽(Prefrontal Cortex)에서 이루어진다고 알려져 있다.

오늘날 H.M.이 살아있다면 단기기억의 상실로 인해 평생 여
성의 전화번호를 입력하지 못하고 살게 될까? 아마도 H.M.은 여
성의 전화번호를 기억하여 휴대전화에 저장은 하겠지만, 10분 후
면 본인의 휴대전화에 입력되어 있는 번호가 누구의 것인지, 아니
아름다운 여성을 만났던 사실 조차 기억하지 못할 것이다. 실제로

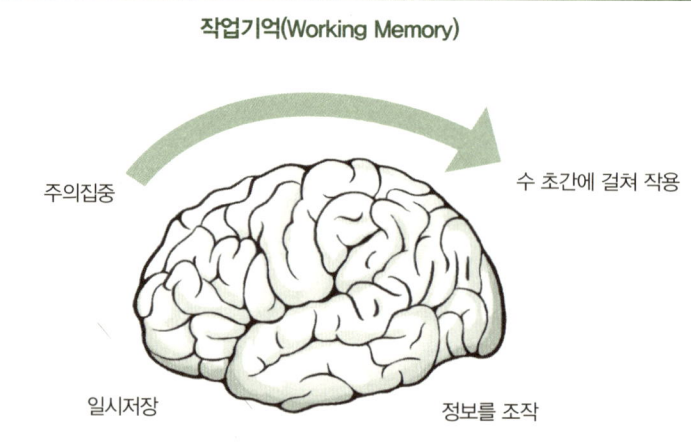

작업기억(Working Memory)

주의집중

수 초간에 걸쳐 작용

일시저장

정보를 조작

H.M.은 숫자외우기 검사(Digit Span Task)에서 7±2개의 숫자를 완벽하게 외울 수 있었다. 이는 작업기억을 이용한 것으로 앞서 언급한 것처럼 전전두엽에서 이루어지는 일이다. 이 작업기억은 곧 측두엽의 해마로 빠르게 이동되고, 해마를 시작으로 파페즈 회로(Papez Circuit)를 뱅뱅 돌면서 기억의 응고화 과정을 거치게 된다. 기억이 파페즈 회로를 돌면 돌수록 점점 더 기억이 단단해지는 것이다. 수업시간에 배운 내용을 열심히 복습하고 있는 짝은 지금 측두엽의 해마를 통해 파페즈 회로를 열심히 돌리고 있는 중이다. 내 짝은 시험 문제에 방금 배운 내용이 나오면 해마에서 답을 꺼낼 수 있을 것이다. 하지만 수업시간이 끝나자마자 매점으로 달려간 내 앞자리 친구는 수업 내용을 전전두엽에 살짝 작업기억으로 등록했지만, 다른 생리적 욕구 때문에 이를 측두엽 근처에도 보내지 못했다. 분명히 다음 시간에 책에 본인이 그은 줄을 보고 누가 그었냐고 말할 것이다.

나. 장기기억

H.M.에게는 없어진 그것, 기억의 입력장치, 바로 해마는 파페즈 회로의 시작이라고 할 수 있다. 이 해마가 건강한 우리들은 배운 것을 복습하고, 복습하고 또 복습하면, 어떠한 언어에도 통달하게 될 수 있다. 그러면 해외여행을 위해 외국 항공사 비행기를 탈 때 한국인 승무원이 없으면 어떡하나 걱정하며 밤잠을 설치지 않을 수 있고, 길거리에서 날 쳐다보며 다가오는 외국인을 만나도 괜히 휴대전

화를 확인하며 애써 눈길을 피하고 자괴감에 시달리지 않아도 된다. 롤러코스터 같은 파페즈 회로를 여러 번 탑승하며 기억의 응고화를 거친 정보들에게는 장기기억이 될 자격이 주어진다. 이제 이 늠름한 장기기억들은 수 일에서 평생 내 머리 속에 자리잡게 될 것이다. 이러한 장기기억들은 우리가 일부러 되살려 내려 애쓸 필요는 없다. 필요에 따라 회상하기만 하면 된다.

장기기억은 크게 명시기억(Explicit, Declarative Memory)과 암묵기억(Implicit, Non-Declarative Memory)이라는 것으로 나뉜다. 어떤 기억은 의식적으로 회상할 수 있는데 이를 명시기억이라고 한다. 예를 들면 '지난 크리스마스 이브에는 여자 친구와 함께 이탈리안 식당에서 피자와 레드 와인을 마셨지.'와 같이 사실에 근거한 기억이 좋은 예이다. 이러한 기억은 주로 해마와 측두엽의 기능에 의존하는 것으로 알려져 있다.

반면에 암묵기억은 본인이 인식하여 인출해 낼 수는 없지만, 경험의 축적을 통해 오랜 기간 유지되는 기억을 뜻한다. 즉, 우리가 의식하지 못하는 사이에 작동되는 기억을 예로 들 수 있는데 걷는 것, 컵에 물을 따라 마시는 것, 신발을 신는 것, 공을 차는 것, 자전거를 타는 것 등 우리가 살아가면서 배우고 익히는 모든 기술과 습관들이 여기에 속한다. 이러한 기억들은 습득하려면 많은 시간이 걸리고 반복적인 연습이 필요하다. 그러나 일단 한번 익히고 나면 그 기억을 살려내기 위해 일부러 생각할 필요가 없다. 암묵기억은 기저핵, 편도, 소뇌 등 다양한 뇌 영역이 관여한다.

장기기억이 이렇게 또 다시 2개로 나눠진 이유도 H.M.이 보여준 현상 때문이다. 의학자들은 H.M.이 살짝 보여주는 기억의 새로운 세계에 도취되어 여러가지 기억에 대한 검사를 시행했는데, 그 중에는 그림을 그리도록 하는 검사도 있었다. 의학자들은 매우 복잡한 그림을 여러 번 반복해서 그리도록 했고, H.M.은 당연히 그림을 그릴 때마다 자신이 이전에 그 그림을 그렸다는 사실을 기억하지 못하고 항상 처음 보는 그림처럼 행동하고는 했다. 하지만 신기하게도 H.M.의 그림 솜씨는 일취월장하였다. 즉, 그림을 그렸던 사실 자체(명시기억)는 기억하지 못하지만 그림을 그리던 방법(암묵기억)은 기억을 하고 있었던 것이다.

암묵기억을 설명하는 방법 중 점화(Priming) 현상이라는 것이 있다. 반복되는 자극에 대해 반응시간이 단축되는 현상을 일컫는데, 일상생활에서도 흔히 볼 수 있다. 내 옆자리 김대리는 늘 3시쯤부터 졸기 시작한다. 박과장님은 항상 자리에서 일어나기 전에 조용히 헛기침을 하고 일어나는 습관이 있다. 김대리는 처음에 조용한 헛기침 소리에 제대로 반응하지 못해서 민망한 상황을 자주 연출했었다. 하지만 지금은 헛기침 소리와 동시에 김대리의 손가락은 컴퓨터 자판에서 춤을 춘다. H.M.도 김대리처럼 행동할 수 있었다. 다만, H.M.은 왜 자신이 사무실에 앉아있는지 몰랐겠지만.

김대리를 기억상실증 환자 H.M.과 구분지어 주는 것, 즉

H.M. 대신에 김대리를 회사에 취직시켜준 명료기억은 다시 일화기억(Episodic Memory)과 의미기억(Semantic Memory)으로 나뉜다. 일화기억은 나의 삶에 관련되어 개인적으로 경험했던 사건들에 대한 기억이고, 의미기억은 나의 삶과는 직접적으로 관련없는, 나를 둘러싼 환경의 제반 법칙들이나 의미지식들을 말한다. 김대리는 본인의 일화기억을 미화하여 그럴 듯한 자기 소개서를 썼고, '아프리카 대륙의 아리트레아라는 나라의 수도는 아스마라'라는 살아가면서 절대 쓸 일이 없을 의미기억을 총동원하여 스펙을 쌓았기 때문에 H.M. 대신 이 회사에 취직할 수 있었다.

암묵기억도 과정기억(Procedural Memory)과 감정기억(Emotional Memory)으로 나뉘기도 한다. 과정기억은 컴퓨터 자판을 두드리거나, 자전거를 타는 방법 등을 말하고, 해마보다는 소뇌(Cerebellum)와 기저핵(Basal Ganglia)이 주로 일을 한다. 반면에 감정기억은 무섭거나 놀라운 사건에 대한 생생하면서도 비교적 영속적인 기억을 말한다. 옆집 할아버지는 어렸을 적 시골에서 자전거를 타고 다니던 아이는 당신밖에 없었다고 늘 자랑하신다. 자전거를 모두들 처음 보았을 텐데 어떻게 자전거를 배웠냐고 여쭤보면 대답을 못하시지만 아마도 계속 넘어지시면서 당신의 과정기억을 통해 배우신 것 같다. 옆집 할아버지는 또 시간만 나면 6.25 시절 이야기를 해주신다. 당신이 5살 때의 이야기이지만 생생하게 기억하신다고 했다. 특히 피난 갔다가 돌아왔을 때 당신의 집에 주둔하던 미군들

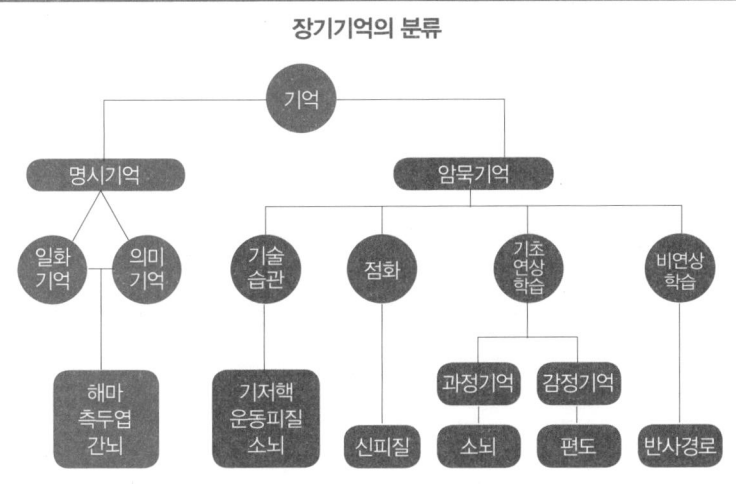

장기기억의 분류

기억
├─ 명시기억
│   ├─ 일화기억
│   ├─ 의미기억
│   │   └─ 해마 측두엽 간뇌
└─ 암묵기억
    ├─ 기술습관
    │   └─ 기저핵 운동피질 소뇌
    ├─ 점화
    │   └─ 신피질
    ├─ 기초연상학습
    │   ├─ 과정기억
    │   │   └─ 소뇌
    │   └─ 감정기억
    │   └─ 편도
    └─ 비연상학습
        └─ 반사경로

을 엿보다가 흑인 군인과 처음 눈이 딱 마주쳤을 때의 장면은 어찌나 자세하고 정밀하게 묘사하시는지, 내가 마치 어린 시절의 할아버지가 된 것 같은 느낌이다. 하지만 이상하게도 그 후 6~8살 때의 기억은 가물가물 하다고 하신다. 감정기억 때문이라고 이야기 해드리고 싶지만 귀가 잘 안 들리시니 그냥 지나가기로.

3 인출

'인출 또는 재생'이라는 말은 저장된 정보를 필요나 어떠한 자극에 의해서 '불러낸다(Retrieval)'라고 해석할 수 있다. 즉, 장기기억 창고에서 기억을 꺼내는 과정이라고 할 수 있다. 거대한 기억이라는 도서관에서 내가 원하는 정보가 담긴 책(내가 쓰고 담아놓은)을 단숨에 정확하게 찾을 수 있어야지 성공적인 인출이라고 할 수 있다. 성공적인 인출을 위해서는 등록이 효과적으로 되어야 하며, 인출 단서가 충분하고 명료한 것일수록 좋다.

　　김대리는 작년 A금융기업에 입사원서를 냈지만 면접시험에서 고배를 마셨다. 당시 험상궂게 생긴 면접관은 김대리에게 "자본시장과 금융투자업에 관한 법률에 의해 기대되는 효과가 무엇인가?"라고 물었고, 김대리는 "은행… 국내 은행… 산업… 발전…"이라는 알아들을 수 없는 주문만 어물거리다가 떨어지고 말았다. 김대리가 정확한 대답을 하지 못한 이유는 자기 머리 속의 기억 도서관에서 자본시장통합법에 관한 책이 여기저기 찢어진 채로 있었거나, 자본시장통합법이라는 책이 어디에 있는지 도저히 찾지를 못했기 때문이다. 김대리는 면접실 문을 닫고 나와 음료수 자판기 쪽으로 터덜터덜 걸어갔고 그 속의 자양강장 음료를 보는 순간, 한 달 전 스터디 모임에서 "선진투자은행 수준의 역량을 갖춘 국내 투자은행산업의 발전이 기대된다."라는 대답을 또박또박했던 자신의 모습이 떠올랐었다고 주장한다. 아마도 김대리는 스터디 모임 때 자본시장통합법에 관련된 기억을 만들어 놓고는 그것을 '역량'에 관한 인문학 코너 어디쯤에다 쑤셔놓았을 가능성이 높다.

4 기억에 관련된 뇌의 구조

　　뇌는 크게 대뇌와 소뇌, 그리고 뇌간으로 이루어져 있다. 뇌가 뒤통수에 혹이 달린 양송이 버섯처럼 생겼다고 한다면 대뇌는 버섯

머리, 소뇌는 혹, 뇌간은 버섯의 대 모양이라고 볼 수 있다. 대뇌는 좌우 반구로 나뉘어 있지만 서로 연결되어 있으며, 각 반구는 전두엽, 측두엽, 두정엽, 후두엽 등 4개의 부분으로 나뉜다.

앞서 말한 단기기억을 생성하고 아주 잠깐 잡아두는 곳이 전두엽이다. 전두엽은 그 외에도 일을 시작하려는 동기, 억제, 계획 세우기 등을 주관하고 있다. 그리고 기억에 가장 중요하다고 할 수 있는 뇌의 구역은 바로 측두엽이다. 측두엽에는 장기기억의 생성에 매우 중요한 해마가 포함되어 있으며, 특히 왼쪽 측두엽과 전두엽의 일부분은 언어기능을 담당한다. 뇌졸중으로 왼쪽 측두엽이 손상된 환자는 언어기능을 잃어 대화가 불가능하지만, 오른쪽 측두엽이 손

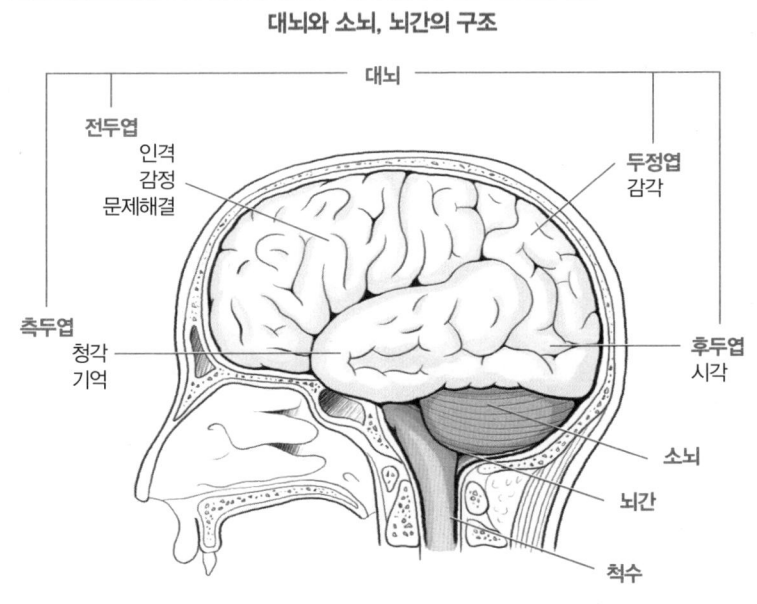

대뇌와 소뇌, 뇌간의 구조

뇌의 각 부분과 기능

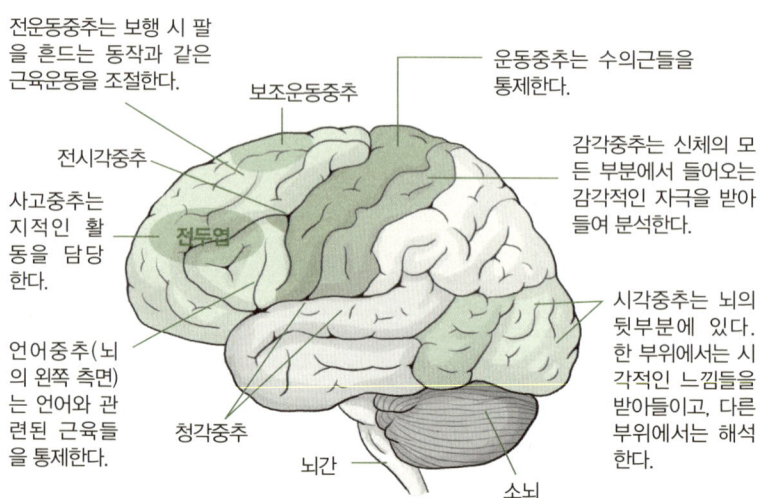

전운동중추는 보행 시 팔을 흔드는 동작과 같은 근육운동을 조절한다.

보조운동중추

운동중추는 수의근들을 통제한다.

전시각중추

감각중추는 신체의 모든 부분에서 들어오는 감각적인 자극을 받아들여 분석한다.

사고중추는 지적인 활동을 담당한다.

전두엽

언어중추(뇌의 왼쪽 측면)는 언어와 관련된 근육들을 통제한다.

청각중추

시각중추는 뇌의 뒷부분에 있다. 한 부위에서는 시각적인 느낌들을 받아들이고, 다른 부위에서는 해석한다.

뇌간

소뇌

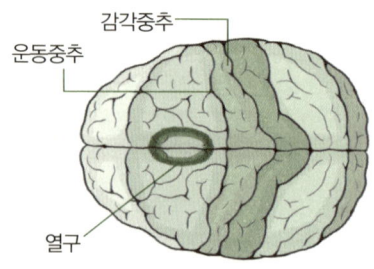

감각중추

운동중추

열구

뇌를 위에서 보았을 때 뇌막의 앞에서부터 뒤까지 세로로 균열이 나 있어 뇌를 우반구와 좌반구로 나누는 것을 알 수 있다. 열구는 또한 측면을 따라서도 나 있다. 운동중추와 감각중추가 뇌의 정수리를 가로질러 띠를 이루고 있다.

나 치매 아냐?

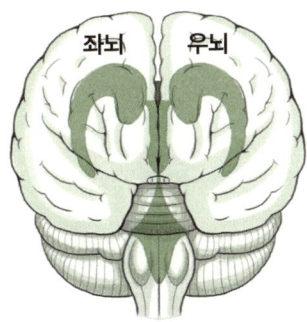

좌우가 똑같은 구조로 한 쌍으로 이루어진 뇌의 정면 모습

좌뇌
신체의 오른쪽 조절, 분석적, 논리적, 이성적, 객관적, 계획적, 청각적 기억, 시간 개념, 안전, 추론, 수리/과학

우뇌
신체의 왼쪽 조절, 통합적, 창의적, 감성적, 주관적, 즉흥적, 시각적 기억, 공간 개념, 모험, 직관, 예술

상된 환자들이 불편 없이 의사 소통이 가능한 이유는 언어중추가 주로 왼쪽 측두엽과 전두엽에 걸쳐 있기 때문이다. 두정엽은 공간지각력을 주로 담당하며 위치를 파악한다. 시각을 담당하는 후두엽과 함께 작용하는 경우가 많은데, 멋진 스포츠카를 후두엽이 인지하면 어디를 향해 가고 있는지를 파악하는 것이 두정엽이다.

소뇌도 역시 좌우 반구로 나누어져 있으며, 대뇌와 뇌간의 뒤쪽에 쪼글쪼글하게 붙어 있다. 주로 몸의 평형을 유지하고 공간 운동을 조절하는 역할을 하지만, 암묵기억을 비롯한 일부 기억에 관여하기도 한다.

뇌간은 실제로 손가락 2~3개를 겹친 크기만큼 작지만, 생명 유지에 관련된 일을 하고 있다. 호흡과 심장 운동을 조절하고, 혈관의 수축과 이완 및 각종 반사 작용들을 관리하는 것이 뇌간이다. 따라서 뇌간에 뇌졸중을 비롯하여 큰 손상이 생기면 바로 죽음으로 이어지게 되고, 반면 대뇌와 소뇌의 기능이 모두 망가져도 뇌간의 기능이 살아있다면 호흡, 심장 기능은 정상적으로 유지되는 '식물인간'이 되는 것이다.

5 기억에 필요한 신경세포 전달물질

뇌를 현미경으로 들여다 보면 신경세포들이 보인다. 대뇌에만 약 1,000억 개의 신경세포가 있다고 알려져 있는데, 이러한 신경세포 하나에는 약 1,000~10,000개의 시냅스가 있다. 시냅스는 신경세포가 서로 정보를 주고 받기 위해서 다른 신경세포와 연결되는 부위인데, 영화 〈아바타〉에 나오는 다이어호스(Direhorse)의 더듬이

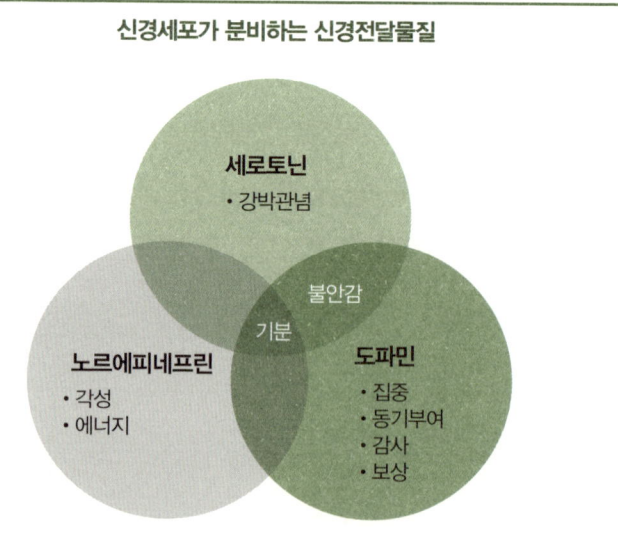

신경세포가 분비하는 신경전달물질

와 나비족의 댕기머리 신경끈의 관계와 같다. 이 시냅스를 통해서 신경전달물질(Neurotransmitter)이 이동하게 되는데, 기억에서 주로 사용되는 신경전달물질은 아세틸콜린(Acetylcholine), 글루타메이트(Glutamate), 도파민(Dopamine), 가바(Gamma-aminobutyric acid, GABA) 등이 있다.

신경전달물질 생산 세포와 경로

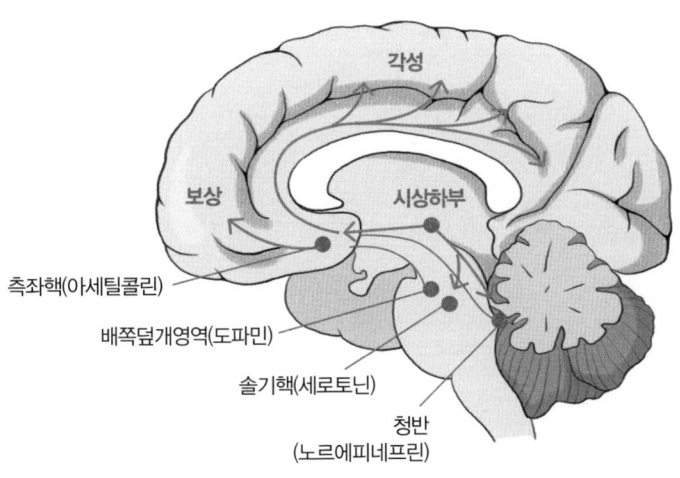

건망증

나이에 관계없이 누구든 가끔 건망증을 경험하게 된다. 많은 사람들이 건망증의 횟수가 증가할수록 혹시 치매 전조 증상은 아닐까 하고 걱정하게 마련이다. 그러나 걱정할 일만은 아니다. 단순한 건망증과 치매에 의한 병적인 건망증에는 중요한 차이점이 있으니 말이다. 다음의 예를 보자.

A씨가 기차를 타고 여행할 때의 일이다. 역무원이 차례대로 기차표를 검사하고 있고 A씨의 차례가 되었는데, 그가 기차표를 찾기 위해 여기 저기 주머니를 뒤져보았지만 기차표를 찾을 수가 없었다. 기차표를 책갈피에 끼워두었다는 사실을 깜빡 잊은 것이다. A씨가 난처해하며 기차표를 찾기 위해 애쓰는 모습을 본 역무원은 괜찮다고 말했다. 그런데도 그는 계속 기차표를 찾고 있었다. 그래서 역무원은 "그만 찾으세요. 안

보여주셔도 됩니다."라고 말했더니, A씨는 이렇게 말했다 "내가 필요해서 찾는 거라오. 기차표가 있어야 내가 어디에서 내릴지 알 수 있답니다."

위의 이야기는 사실 세계적인 물리학자인 아인슈타인의 건망증에 관한 유명한 일화이다. 하지만 아인슈타인이 치매에 걸렸다고 생각할 사람은 아무도 없을 것이다. 또한 떨어지는 사과를 관찰하여 만유인력의 법칙의 이론을 제시한 아이작 뉴턴이 실험에 열중한 나머지 계란 대신 끓는 물에 시계를 삶았다는 이야기는 독자 여러분들도 들어본 적이 있을 것이다.

건망증은 일종의 생리적인 뇌의 현상으로 자신이 경험한 일 가운데 비교적 덜 중요한 일을 잊어버리는 현상이다. 이는 어떤 사실을 기억은 하지만, 저장된 기억을 불러들이는 과정에 장애가 있어서 주로 발생한다. 반면 치매는 중요한 일이나 약속, 경험한 사건 전체를 잊어버리기 때문에 일상생활에 지장을 초래하게 된다. 어제 우리가 드린 용돈을 어디다가 두었냐고 여쭤보았을 때 우리 어머니들의 반응을 보자. 한참을 누워서 가만히 생각하다가 무릎을 '탁!' 치면서 "아, 맞다! 잘 둔다고 TV 아래 서랍에 넣어두었지!"라고 하신다거나, 우리가 "그 때 바로 마루 쪽으로 가져가시더니~"라고 힌트를 주면 "아~ 그랬지 맞아!" 하시면 연세 때문에 생긴 단순 건망증일 가능성이 높다. 그러나 정색하면서 "네가 언제 나에게 돈을 주었니?"라고 하시면 안타깝지만 치매에 의한 병적인 건망증의 가능성이 높다.

1 단순 건망증은 왜 생기는 것일까?

첫 번째로, 가장 큰 이유는 집중력이 떨어졌기 때문이다. 앞에서 언급한 바와 같이 기억이 만들어지기 위해서는 정보의 '등록→저장→인출'의 단계를 거치게 된다. 이때 집중력이 일정하게 유지되어야 이러한 과정들이 효과적으로 잘 진행되는데, 집중력이 떨어지면 이 과정이 헝클어져 건망증이 나타나게 된다. 요즘 젊은 학생들은 수업 중에도 선생님 강의를 들으며 한 손으로는 필기를 하고 다른 한 손으로는 스마트폰으로 다른 친구와 문자 메시지를 교환하며 방과 후 할 일을 상의하는 등 여러 가지 일을 한꺼번에 별다른 어려움 없이 해낸다. 즉, 한 번에 한 가지가 아니라 여러 가지 일을 하는 '동시 수행 능력'이 뛰어난 것이다.

그런데 주의 집중력이 떨어지면 이러한 동시 수행 능력에 먼저 이상이 생기는데, 예를 들면 가정 주부들이 가스 불 위에 음식을 조리하면서 집안 청소를 하거나 전화를 받다가 음식을 태우는 일이 대표적이다. 이는 기억력의 장애라기 보다는 주의력 장애라 할 수 있다. 그러나 같은 일이 자주 반복된다면 단순한 주의력 장애에 의한 주부 건망증이 아니라 조금 더 심각한 상태로 받아들여야 할 것 같다.

현대 사회에서 바쁜 일상을 살다 보면 스트레스나 초조, 불안, 우울 등의 심리적 요인들, 피로, 수면부족, 만성질환들이 늘 함께하기 마련인데, 이 모든 것들이 우리의 집중력을 저하시키고 기억력을 떨어뜨리는 원인이 된다. 실제로 사랑하는 가족의 갑작스런 죽음이나 실직, 사업실패, 자녀의 가출 등 충격적인 사건을 경험했거나 심한 우울증을 앓는 사람들을 보면 불러도 잘 듣지 못하고, 멍하게 앉아있는가 하면, 갑자기 치매에 걸린 사람처럼 행동하는 것을 볼 수 있다.

두 번째로, 쉴 새 없이 쏟아지는 정보와 복잡한 일상 역시 건망증의 주요 원인 중 하나이다. 현대인은 우리가 원하든 원치 않든 간에 정보의 홍수 속에 살고 있다. 방금 접한 정보가 미처 저장되기도 전에 또다시 새로운 정보에 노출되다 보니 입력된 정보의 양이 기억할 수 있는 용량의 범위를 벗어난 것이다. 과거에 비해 복잡해진 일상과 과다한 업무 역시 안정적인 기억의 형성을 방해하여 또 다른 건망증의 원인이 되는 것이다.

때로는 인출 장애로 인해 건망증이 발생하기도 한다. 이미 저장된 정보라 하더라도 그것을 필요로 하는 적절한 순간에 꺼내어 사용할 수가 있어야 하는데, 그렇지 못할 때가 있다. 평소 잘 알고 있는 사람의 이름이 갑자기 생각나지 않는다던가, 즐겨보는 TV 프로그램의 이름이 빨리 떠오르지 않을 때가 바로 이 경우에 해당한다. 이때 누가 옆에서 귀띔을 해주거나, 조금만 시간이 지나면 다시 기억해낼 수가 있다. 이러한 인출 장애는 저장된 정보의 양이 너무 많거나 스트레스가 심한 상황에서 발생될 수 있으며, 알코올이나 약물의 영향을 받기도 한다.

단순 건망증을 일으키는 마지막 원인은 누구도 비켜갈 수 없는 세월이다. 건망증이 중년기를 지나 50세 전후하여 눈에 띄게 증가하는 것을 보면 알 수 있다. 이것은 나이가 들어갈수록 신경세포의 시냅스와 수용체의 수가 감소하며 신경전달물질의 양이 적어지기 때문인데, 정도의 차이는 있겠으나 누구에게나 해당되는 일이다. 기억력이 이전 같지 않고 자꾸 깜박깜박 하는 것 같을 때, 이것이 나이가 들어서 생기는 단순 건망증인지 치매의 전조 증상인 병적 건망증인지를 구분하는 일이 치매 진단의 제일 중요한 첫걸음이다. 다음 페이지는 노화에 따른 양성 건망증과 치매의 전조 증상인 병적 건망증을 구별할 수 있는 표이다.

노화에 의한 건망증과 치매에 의한 건망증

정상 노화에 의한 건망증	치매에 의한 병적인 건망증
독립적 일상 생활 가능	정상적인 일상생활 유지에 타인의 도움이 필요함
기억장애를 호소하나 망각의 내용에 대해 비교적 상세히 이야기할 수 있음	구체적으로 물어보아야 건망증을 호소함. 어떤 것에 대한 망각인지 그 내용을 기억하지 못함
주위 가족들보다 본인이 건망증에 대해 더 걱정을 많이 함	본인보다 주위 가족들이 건망증에 대해 더 걱정함
최근에 일어났던 중요한 일이나 대화 내용은 잊지 않음	최근의 중요한 일이나 대화 내용을 기억 못함
가끔 단어 찾기 능력이 떨어짐	자주 단어 찾기 능력이 떨어지며 다른 말로 대체하기도 함
익숙한 곳에서 길을 잃지 않음	보행이나 운전 중에 익숙한 곳에서도 길을 찾지 못함
새로운 기기 사용법 배우기를 싫어하기도 하나 흔히 사용하는 가전제품 작동에 문제 없음	흔히 사용하는 가전제품 작동이 어려우며 새로운 기기의 간단한 작동법도 익히지 못함
대인관계나 사회 활동에 문제 없음	다른 사람들과 어울리지 못하며 사회활동에 문제 생김
교육 수준과 나이를 고려할 때 기억력 검사에 문제 없음	교육 수준과 나이를 고려할 때 기억력 저하가 뚜렷함

*출처: Diagnosis, Management and Treatment of Dementia: A Practical Guide for Primary Care Physicians(American Medical Association).

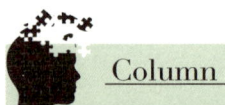

1 한 번에 한가지 일만

말은 쉽다. 그러나 막상 일을 하려고 자리에 앉으면 오만 가지 일이 다 떠오른다. 한 가지 일을 계획했으면 아무리 해야 할 일이 많더라도 계획한 일을 마치기 전에는 거들떠 보지도 말자.

2 할 일의 목록을 만들자

일의 우선 순위를 정하여 할 일을 모두 적어 보자. 이렇게 하면 해야 할 일을 빠뜨릴 염려가 없다. 물론 우선 순위가 높은 일을 한번에 한 가지만 해야 한다.

3 가장 힘들고 어려운 부분을 먼저 해결하자

어떤 일을 계획하고 실행에 옮길 때 다른 분야보다 더 신경 쓰이고 고도의 집중력이 필요한 부분이 있다. 이때 힘든 부분을 먼저 해결하자. 왜냐하면 우리가 새로운 일을 시작할 때가 동기부여와 열정이 최고조의 상태이기 때문이다. 쉬운 것을 먼저 끝내놓으면 막상 힘든 부분을 시도할 때 주의 집중력이 떨어지기 마련이다.

4 환경이 중요하다

작업 환경에 따라 집중력이 커질 수도 반대로 방해 받을 수도 있다. 안락한 의자와 조명이 잘 조절된 사무용 책상에서 작업할 때와 온도 조절이 안된 방의 침대에 누워서 노트북으로 작업 할 때 집중력의 정도가 달라질 것은 삼척동자도 아는 사실 아닌가?

5 집중력을 방해하는 물건들을 치우자

TV를 끄고, 휴대전화는 진동 모드로, 이메일 도착 신호음은 제거하고 이제 문을 닫고 아이디어를 떠올려 보자.

6 충분한 수면이 필요하다

새로 습득된 기억을 정리하고 복잡한 머리를 쉬게 하는 것은 다음 날 주의 집중력을 유지하는 데 매우 중요하다. 숙면을 취하도록 하자.

7 적절한 영양섭취를 해야 한다

최적의 주의력 상태를 유지하기 위해서는 수면과 마찬가지로 균형 잡힌 영양 공급이 필요하다. GI지수(혈당지수)가 낮은 아침식사로 활기찬 하루를 시작하자.

8 계획된 휴식을 가져야 한다

누구든 쉬지 않고 오랫동안 주의를 집중할 수는 없다. 학창시절을 떠올려 보자. 50분 공부 뒤에 10분간 휴식을 취하지 않았던가?

9 '다섯 개만 더 하자.'의 법칙

주의력을 유지하기 위한 유용한 방법이다. 주의력이 떨어지기 시작하면 마음속으로 주문을 외워보자. 책을 읽고 있다면 '다섯 페이만 더', 검사할 항목이 있다면 '다섯 개만 더', 시간이 남아 있다면 '오 분만 더'를 마음 속으로 외쳐보자.

10 연습을 해야 완벽해진다

주의 집중력은 연습으로 향상된다. 예를 들면 그날의 할일 목록작업은 여러 번 되풀이 될수록 요령이 생기며 점차 효과적인 목록작성이 가능해진다.

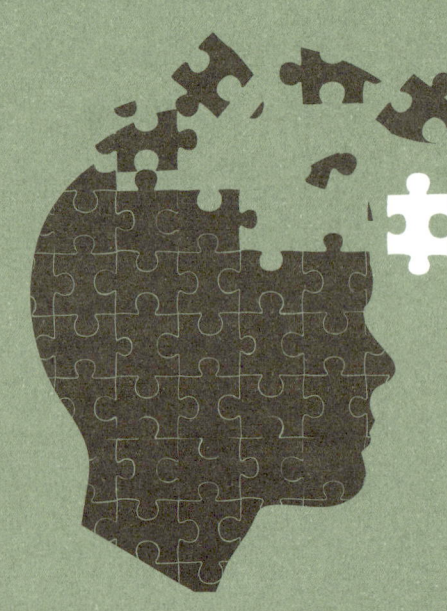

Do I Really Have
Alzheimer's
Disease?

PART 2

나 진짜
치매 아냐?

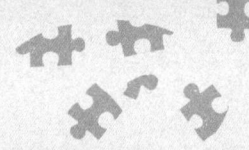

친구 이름이 가물가물하고 TV 화면에 보이는 연예인 이름도 생각
나지 않고…… 멜로디는 흥얼거리면서도 노래가사는 떠오르지 않
고…… 나 혹시 치매 초기 아냐……?

자주 가던 지하철역 출구를 찾기가 어렵다. 주방에 뭔가를 가지러
갔다가 "내가 여기 왜 왔지?" 기억이 안 나서 머리를 쥐어 뜯고 싶은
마음이다. 내 머리 속을 열어 보고 싶다. 나 혹시 치매 초기 아닐까?

CHAPTER 1

치매란?

치매(Dementia)라는 용어는 'de(out of) mens(mind) ia(state of)'라는 라틴어에서 유래된 것으로 '정신이 없어진 상태'라는 의미를 갖고 있다. 태어날 때부터 지적 능력이 모자라는 경우를 정신지체(Mental Retardation)라고 부르는 반면, 정상적인 생활을 해오던 사람이 살아가면서 다양한 원인에 의해 뇌조직, 즉 신경세포가 손상되어 기억력을 포함한 두 가지 이상의 인지기능 장애가 지속적으로 발생되는 상태를 치매라 일컫는다. 여기서 인지기능이라 함은 기억력, 주의력, 계산능력, 시공간지각력(낯선 곳에서 길을 찾을 수 있는 능력) 그리고 말하기, 쓰기, 읽기를 포함한 언어능력, 판단력, 계획력, 추론력 등의 집행기능 등 사람만이 가질 수 있는 대뇌 고등기능을 말한다.

이때 인지기능의 상실이 일상생활에 상당한 지장을 초래할 정도여야 하고, 정신은 말짱해야 치매라 정의할 수 있다. 집에서 특별하게 하시는 일 없이 집안 살림을 조금 거드시는 우리 할머니께서 젊었을 때보다 두 자리 숫자 곱셈이 더디고 잘 안 된다고 해서 치매라고 할 수는 없다. 또, 정신이 혼미한 상태의 환자가 어제 병문안을 누가 왔었는지 기억하지 못하다고 해서 치매라고 하지는 않는다. 따라서 치매는 자연스러운 노화 현상이 아닌 뇌에 생긴 병리적 변화에 의해 여러 가지 증상이 나타나는 질환군이라 할 수 있다.

치매가 아닌 경우들,
이럴 때는 치매가 아니다!

1 건강염려증

"아이고, 요즘 기억력이 많이 떨어졌어요. 너무 걱정돼서 찾아왔어요. 부엌에서 요리를 하다가 냉장고문을 열어놓고 '내가 무엇을 꺼내려고 했지?' 이러면서 한참을 서 있는 다니까요! 안 그래도 요즘에 머리가 너무 아파 죽겠는데, 아니 또 왜 이렇게 어지러운지. 그리고 저녁이 되면 손발이 찌릿찌릿 하면서 저려온다니까요! 아니 어제는 글쎄, 갑자기 오른쪽 목 뒤로 전기가 스르륵 흐르는 느낌도 나고, 가끔 엄지 손가락 끝이 아리아리 하면서 이상한 느낌도 들고. 저 왜 그럴까요? 아, 또 있어요… (후략!)"

기억력이 많이 감퇴되었다며 치매/인지 장애 클리닉을 찾아오시는 분들 중에는 정상 노화에 의한 단순 건망증인지 치매 초기 증세로서 병적 건망증인지 구분해 내기 쉽지 않은 경우들이 있다. 더구나 검사에서는 정상이지만 본인 스스로 기억 장애가 심하다고 호소하는 소위 '주관인지 장애(Subjective Cognitive Impairment)'인 사람들이 그러한 불평을 하지 않는 사람들에 비해 치매 발병 위험이 높다는 연구결과가 발표되면서 상황은 더 복잡해졌다.

그러나 지난 20여년 간 많은 환자들을 진료해 오면서 얻은 결론은 바쁜 일상에서 흔히 겪는 건망증들, 예를 들면 방문을 열고 들어가 '내가 이 방에 왜 들어왔지?' 또는 냉장고문을 열고는 '무엇을 꺼내려고 했지?'와 같은 경우는 신경 쓰는 다른 일이 있거나 걱정거리가 있어 마음이 편하지 않은 경우가 대부분이다. 이런 경우 자세히 진찰해 보면 아무런 이상 소견을 발견할 수가 없는데 환자 자신은 꼭 치매 초기 증세 같다며 불안해 한다. 그런데 대부분의 경우 걱정스러워 하는 당사자와는 달리 함께 생활하는 가족들은 이전에 비해 달라진 것이 없다며 환자가 호소하는 증상을 대개 대수롭지 않게 생각하는 경향이 많다.

그런데 정작 치매 초기에 나타나는 병적 건망증의 경우는 이와 반대인 경우가 많다. 대수롭지 않게 생각하며 "나이가 들어서 그래~"라거나, "내 친구 최영감은 나보다 더 해! 그런데도 말짱하게 잘만 다녀~ 그리고 부동산 김씨, 그 사람도 요즘 깜박깜박 한다고 하더라구! 그런데 너 김씨 기억력 알지? 난 양반이여~"라며 또래의 다른 친구들은 자신과 비슷하거나 더 나쁜 상태라고 항변한다. 이러한 경우 환자의 무관심과는 달리 이전에 비해 달라진 것이 많다며 환자보다 보호자가 더 걱정하는 것이 보통이다. 또한 심한 기억력 장애를 호소하며 진료실을 찾아오는 사람 중 보호자의 동행 없이 혼자서 방문하는 경우에는 병적인 건망증 보다는 건강염려증에 의한 것이 많은 것 같다.

우리가 치매의 유무 또는 그 정도를 평가하기 위해 시행하는 신경인지 검사는 신경심리 전문가와의 문진을 통해서 이루어지는데, 걱정이 많은 불안증 환자들은 실제 일상생활에서는 아무런 불편 없이 잘 지내는데도 불구하고 문진 검사에서 너무 긴장하여 사소한 실수를 하는 경우가 많다. 이처럼 치매에 걸릴까봐 불안한 심리 상태에 있게 되면 정말 기억력이 떨어진 것처럼 보일 수 있는데, 이는 치매가 아니고 일종의 치매에 대한 건강염려증이라 할 수 있다.

이와는 달리 병적인 건망증 환자들은 직장에서의 업무 능력이 떨어지고 공간지각력에 문제가 생겨, 장사를 하는데 자꾸 손해를 본다든지 동네 어귀에서 집으로 가는 골목을 헷갈려 하는 등 이전과는 확연히 달라진 모습을 보여준다.

2 우울증

"요즘 깜박깜박하는 일이 잦아졌어요. 뭘 해도 정신이 없네요… 요즘 안 그래도 뭘 하든 사는 재미가 하나도 없어요. 휴… 이렇게 세상 살면 뭐하나 싶기도 하고. 기억력도 없어지는데, 이제 다 됐나 싶기도 하고…"

　기억력 저하를 호소하며 병원을 찾는 분들 중에 이러한 환자들이 꽤 많다. "요즘 무슨 걱정거리가 많으신가 봐요." 하고 운을 떼면 살아온 인생에 대한 한탄이 줄줄이 늘어진다. 대부분 중년 이상의 여성들에게서 많이 나타나는데, 마음 잡고 이야기 하자면 2박 3일은 꼬박 걸리는 굴곡진 인생 이야기를 쏟아내는 것으로 시작한다. 젊었을 때 남편은 집안일을 전혀 도와주지 않고 못난 행동만 해댔었고 그에 비해 시집살이는 너무 가혹했다, 금이야 옥이야 키운 자식들은 지금은 짚신보다 못한 처지로 나이가 찼는데도 결혼을 하지 않아 속을 뒤집어 놓는다, 여러 생각으로 밤에 누우면 잠을 자지 못하고 땅이 꺼질 듯한 한숨만 쉰다 등.

　우울증 환자들은 앞서 이야기한 건강염려증 환자들과 비슷한 인지 장애 모습을 보인다. 우리가 사회 생활을 하면서 누구나 겪을 수 있는 상황을 생각해보자. 직장 상사에게 야단을 맞거나 친한 친구와 사소한 일로 말다툼을 하거나 또는 부부싸움을 하여 마음이 편하지 않게 되면 식사를 해도 소화가 잘 안되며 두통이 생기기도 한다. 이와 같이 순전히 심리적 원인에 의해 신체적 질병이 생기는 경우, 의학적으로는 심인성신체 장애라는 진단을 내리게 된다.

　우울한 기분이 오래 지속되면 정신 집중이 잘 안 되고 주의력이 산만해져 정보 입력이 원활하게 이루어지지 않는다. 즉, 우울 기분이 지속되면 기억력이 떨어질 수 밖에 없다는 것이다. 그러므로 기억력이 떨어졌다고 호소하는 환자가 이런 심리 상태를 보일 때는 현재 또는 최근에 환자 자신에게나 가까운 가족에게 스트레스 요인이 있었는지를 파악하는 것이 매우 중요하다. 만약 스트레스의 원인이 밝혀지고 그것이 원만히 해결되어 우울감이 해소되면 인지기능은 완전히 정상화 될 수 있다. 이렇게 우울증 때문에 인지기능 감소가 나타나 치매처럼 보일 때 이를 가성 치매라 한다.

그러나 이와 반대로 우리 어머니들의 증상이 우울증에 의한 것이라고 치부하지만 사실은 우울감 그 자체가 치매 초기 단계의 증상인 경우들도 있다. 실제로 치매 초기의 환자들은 평소 일할 때나 친구들과의 모임에서 동료나 친구들에 비해 자신의 인지능력이 떨어진 것을 혼자 느끼는 경우가 많다. 주위 사람들은 아직 눈치를 채지 못하는 상태이지만, 일단 스스로 뭔가 이상한 느낌을 가져 자신감이 없어지면 자연스럽게 사회 활동이 위축되고 일 처리 능력이 감퇴되어 우울증에 빠지게 된다. 따라서 노년기에 처음 발생된 우울증은 치매의 초기 증상일 수도 있으므로 면밀히 조사하여 단순 우울증인지 치매의 초기 증상인지 확인이 반드시 필요하다. 그리고 중년기에 발생한 우울증이 제대로 치료 관리되지 않으면 20~30년 후 치매, 특히 알츠하이머병의 발생 위험이 높아지므로 치매의 예방적 측면에서도 매우 중요한 의미를 갖는다.

3 간질성 망각증

매주 친정 부모님 댁을 찾아 뵙던 딸이 친정 아버님이 수개월 전부터 기억력이 이전에 비해 눈에 띄게 나빠지는 것이 걱정되어 아버님을 모시고 인지 장애 클리닉을 방문하였다. 환자는 기억을 되살리기 위해 메모하는 일이 잦아졌으며 가끔 약속 시간을 혼동하여 친구와의 약속을 지키지 못한다고 하였다. 지난 달에는 이전에 몇 번 들렀었던 딸의 집에 처음 오는 듯이 와보았던 사실을 기억하지 못했고, 사위의 이름과 직장을 묻기도 했다. 환자는 약 6개월 전 전립선 비대증으로 수술을 받았는데 병원에 갔었던 일이나 수술한 사실 등 옛날 일들도 기억하지 못하는 때도 있었다. 아직 길을 잃은 적은 없었으나, 성격은 더 급해진 것 같았다.

원인 검사를 위해 입원한 환자는 1개월 전부터 기억력이 갑자기 나빠졌고 최근 들어 좀 더 진행된 것 같다고 하였다. 병실에 있는 선물을 보면 누가 문병을 다녀간 것 같은데 누가 언제 사온 것인지 기억나지 않는다고 했으며 최근에 머리가 멍한 느낌이 간혹 들었는데, 어떻게 해서 어떤 일들을 거쳐 자신이 여기에 있는지 생각이 잘 꿰어지지 않는 느낌이 들었다고 하였다.

최근에는 안경을 새로 맞추고 무릎 관절염 때문에 소염제를 복용하기 시작하였는데 이런 사실들을 모두 기억하지 못하였다. 수면 중에 가벼운 경련증상이 있어 깨우면 멍한 모습을 보였으며 낮에도 간혹 비슷한 증상을 보이고 있었다. 간단한 인지기능 검사에서 자신의 기본적인 인적사항 중 은퇴 시기를 정확히 기억하지 못하였고 집주소는 맞게 이야기하였으나 번지수를 확신하지 못하였다. 기억력 검사에서 단기기억 장애가 뚜렷하여 돌아서면 잊을 정도였으나 본인은 그러한 기억저하에 대해 크게 염려하지 않았다.

위의 예에서 환자가 보이는 증상은 알츠하이머 치매와 매우 비슷하다. 그런데 이 환자에서 매우 특이한 점은 기억력 장애가 상당히 심한 편이었으나 본인은 별로 걱정하지 않고 있는 점이었다. 뇌 MRI 검사에서 특이한 이상은 없었으나 뇌파 검사에서 양측 측두엽 부위의 간질파형이 관찰되었다. 환자에게는 즉시 항전간제(간질 치료약)가 투여 되었으며 치료 시작 이틀 후부터 기억력이 빨리 회복되기 시작하였다. 환자는 현재 필자의 외래를 정기적으로 방문하여 투약 중이며 정상적인 생활을 잘 유지하고 있다.

위의 예에서 보인 환자처럼 불현성(Subclinical, 겉으로는 병의 증상이나 징후가 나타나지 않는 것을 말함) 뇌전증에 의해 망각이 생기는 경우를 의학적으로는 간질성 망각증(Epileptic Amnesia)이라고 한다. 이와 같은 간질성 망각증은 항전간제를 투여하면 대부분 상당 수준 회복될 수 있기 때문에 원인을 찾는 노력이 중요하다. 유년기 시절 열성 뇌전증(고열이 동반되며 뇌전증 증세를 보인 경우)을 자주 앓은 경험이 있거나 뇌염을 앓은 적이 있으면 발생 위험이 높아지는 것으로 알려져 있다. 이 환자분은 가끔은 아팠던 그 때가 더 행복했다는 이야기를 하곤 하는데 그 이유를 물어보면 당시에는 삶을 살아가면서 괴로운 기억이 하나도 없어 모두 잊고 살았는데 기억이 돌아오니 괴로운 일들이 너무 많이 생각나기 때문이라고 하였다.

그러면 독자 여러분의 생각은 어떠신지 궁금하지 않을 수 없다. 조금은 괴로운 기억이 있더라도 깨끗한 기억을 가지고 이 변화무쌍한 세상 일들을 헤쳐나가는 것이 더 행복한 삶이 아닐까?

4 일과성 전망각증

50대 중반의 사업가가 갑자기 엉뚱한 행동을 보였다며 보호자와 함께 기억 장애 클리닉을 방문하였다. 당시 상황을 목격했던 친구에 따르면 발병 당일 환자는 직접 차를 운전하여 지방 골프장에 도착하였고 지인들과 만나 골프를 시작하였다고 한다. 친구가 보기에 골프 치는 것에는 문제가 없어 보였으나 운동이 끝난 후 골프클럽을 차에 두려고 하는데 본인의 차를 찾지 못해 헤매는 모습을 보여 약간 이상하게 생각하였다고 한다. 그런데 락커룸에 들어가서는 본인의 사물함을 잘 찾지 못했고 "여기가 어디지?", "내가 여기 왜 와있지?"와 같은 질문을 반복하였다. 놀란 친구가 너는 이름이 무엇이고 어디에 살고 있느냐, 나는 누구이고 다른 친구들은 누구냐고 물었고, 그러한 질문에 대한 답은 정확하게 하였다고 한다. 병원에 와서 시행한 진찰 소견은 정상범위였으며 뇌파 검사와 뇌 MRI 검사를 진행하였다. 입원 후 환자는 빨리 안정을 되찾았으나 골프가 끝난 후 겪었던 약 40~50분 정도의 해프닝에 대해서는 전혀 기억하지 못하였다.

위 환자에서 보인 증상을 일과성 전망각증 또는 일과성 기억상실증이라 하는데, 주로 50세 이상의 사람에서 갑자기 발생하는 일화기억(Episodic Memory)의 소실이 특징이다. 화를 참지 못하고 소리를 지를 때처럼 격한 감정 상태이거나, 수영장에서 차가운 물에 갑자기 뛰어들어 가는 경우 또는 심한 육체적 활동 후에 이 일과성 전망각증이 잘 발생한다. 발병기간 중에는 의식이 뚜렷하고 대화도 가능하며 인지기능은 완전하고 신경학적 이상은 발견되지 않는다.

그러나 앞의 환자에서처럼 장소와 시간에 대해서 반복적으로 물어보는 특징이 있다. 새로운 기억을 형성하는 능력은 수 시간 후 자연적으로 회복되지만, 시간이 지나더라도 발병기간 동안 있었던 사실은 기억하지 못한다. DWI(Diffusion-Weighted Image)라는 특수한 MRI를 촬영해 보면 기억중추인 해마에 작은 병변이 뚜렷하게 나타난다. 이 환자의 경우 양쪽 해마에 두 개의 작은 흰 점으로 병소가 확인되었다. 크기는 이렇게 아주 작지만 해마가 기억 형성에 매우 중요한 기관이기 때문에 환자가 일시적으로 정보 입력이 안되었고 따라서 몇 십 분 동안의 일과성 기억 장애가 나타난 것으로 추정된다.

일과성 전망각증 환자의 뇌 MRI 사진

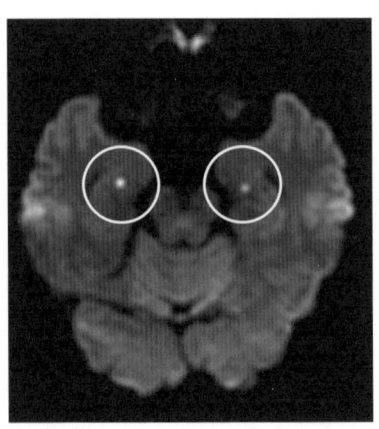

기억의 입력장치라 할 수 있는 양쪽 해마에 작은 병변(콩알만한 흰색의 작은 점 2개)이 보인다.

CHAPTER 3
치매를 부르는 습관

30년 이상 추적 관찰이 이루어진 대단위 〈인구의학연구〉에 의하면 우리 생활 속에 치매 발생 위험도를 높이는 나쁜 위험인자(Risk Factor)가 있는 반면, 발생 위험도를 낮추는 좋은 보호인자(Protective Factor)도 존재한다.

위험인자 가운데는 뇌혈관질환과 관련된 것들이 많은데, 뇌경색이나 뇌출혈과 같은 뇌졸중 그 자체와 뇌졸중 위험도를 높이는 질환들, 즉 당뇨병, 고혈압, 지질대사이상(고지질혈증), 심장병 등이 이에 속한다. 그 외에도 비만, 흡연, 과도한 음주, 특이 성격 등 건강하지 못한 생활습관도 치매의 위험인자들이다. 그러면 이와 같은 위험인자들이 어떻게 치매와 관련되어 있는지를 살펴보자.

1 위험인자①: 질병

가. 뇌혈관질환

우리의 몸이 항상 원활하게 활동하며 유지될 수 있는 것은 온몸에 끊임없이 공급되는 혈액 때문이다. 몸에 필요한 모든 에너지원은 오직 혈액순환을 통해서만 이루어지는데, 나이가 들어 노화가 진행되면 가장 눈에 띄는 변화가 전신 혈액순환의 감소이다. 이는 대부분 혈관벽이 두꺼워지는 동맥경화에 의한 것인데, 동맥경화는 이미 사춘기를 지나며 시작되는 것으로 알려져 있다.

인간으로서 우리 몸에서 가장 중요한 부위가 두뇌라는 것을 부인하는 사람은 없을 것이다. 이러한 사실은 생리학적 측면에서 보더라도 꼭 들어맞는 말이다. 우리 몸무게의 약 2% 남짓 차지하고 있는 뇌는 우리 몸에 필요한 에너지의 20%, 심장에서 뿜어내는 혈액의 15%를 사용할 정도로 활동이 왕성한 기관이다. 따라서 우리의 뇌가 제 크기에 비해 활동유지에 엄청난 양의 에너지와 혈액공급이 필요한 기관임을 쉽게 이해하였을 것이다. 그러므로 뇌의 주 에너지원인 포도당과 산소 그리고 이를 끊임없이 실어 나르는 데 필요한 뇌혈액순환(뇌혈류)이 잠시라도 차단되면 뇌는 기능을 잃고 만다. 그러니 정상적으로 뇌혈류를 유지하는 것이 뇌 건강의 기본이 됨은 두말할 필요도 없는 사항이다.

뇌혈관이 건강하게 유지되지 못하여 생기는 것이 뇌혈관질환(이를 한의학에서는 중풍 또는 바람이라 함)인데, 혈관이 막히면 뇌경색 또는 뇌허혈이라 하고 이와 반대로 뇌혈관이 터지면 뇌출혈이라 한다. 이와 같은 뇌혈관질환 발생 이후에 나타나는 치매를 혈관성 치매라 한다. 그러나 뇌혈관질환과 치매 모두 노화현상과 밀접하게 연관되어 발생되는 경우가 많아서 전적으로 뇌혈관질환만으로 발생되는 '순수 혈관성 치매'는 흔하지 않은 편이다. 대부분의 경우 정도의 차이는 있으나 알츠하이머병과 뇌혈관질환 병리 소견이 함께 섞여서 나타난다. 펜들베리(Pendleburry) 박사와 로스웰(Rothwell) 박사가 7,511명의 환자집단을 분석한 연구에 의하면, 뇌졸중이 발생한 환자의 약 7%에서 새로운 치매가 생긴다고 한다.

평소 에너지와 혈액의 공급이 많이 필요한 뇌는 에너지 공급과 혈액감소에 아주 취약한 조직일 수 밖에 없다. 갑자기 뇌혈관이 막히거나 터지는 급성 뇌혈관질환 이외에도 서서히 진행되는 동맥경화에 의해 만성적으로 뇌혈류가 감소하면 장기간에 걸쳐 뇌세포가 사멸(죽어 나감)하면서 뇌는 점점 쪼그라들게 되며(뇌위축), 이때 시상이나 해마와 같이 기억력을 담당하는 구조들도 손상을 입게 된다. 뇌혈관질환에 의한 치매는 큰 혈관에 이상이 생겨 뇌졸중이 생길 때마다 기억력이 나빠지므로, 환자가 한동안 잘 지내다가 갑자기 나빠지고, 또 잘 지내다가 갑자기 나빠지고 하는 특징적인 계단식 악화 현상을 보인다. 또한 뇌혈액순환이 원활하지 못하면 뇌세포에 필요한 산소와 에너지가 제대로 공급되지 않으므로, 뇌에 독성 작용을 하는 아밀로이드 생산은 많아지고 제거는 잘 되지 않아 신경세포

대뇌 백질변성의 단계

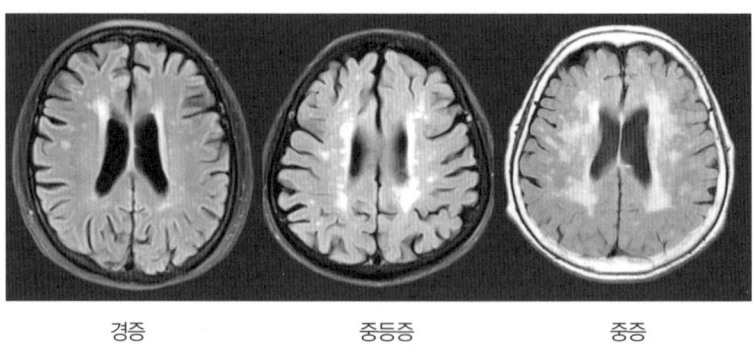

| 경증 | 중등증 | 중증 |

에 이중으로 나쁜 영향을 주어 세포 사멸을 촉진한다.

혈관성 치매 환자들의 뇌 MRI 사진을 보면 주위 조직에 비해 하얗게 변화된 부위가 많이 관찰되는데(이를 백질 변성이라 함), 이러한 변화 역시 오랜 기간에 걸쳐 뇌혈류가 원활하게 흐르지 못해 생긴 변화이다. 이러한 백질 변성은 고혈압이나 당뇨병과 같이 미세혈관 질환이 있는 경우에 더 심하게 나타난다. 백질변성이 심할수록 치매의 정도도 심해진다.

나. 고혈압

혈압과 노년기의 인지기능 관계를 조사한 여러 연구 결과들을 종합해 보면, 중년기의 고혈압이 적절하게 치료되지 못하면 노년기의 치매 발생 위험이 높아진다. 중년기란 말 그대로 30~50대를 이르는 말로, 치매의 예방은 젊었을 때의 혈압 조절에서부터 시작한다고 할 수 있다. 고혈압에 의해 뇌혈관질환이 생기거나 혈관벽에 변화를 가져오면 뇌혈류가 감소되어 알츠하이머병의 병리기전을 가속화하게 된다.

일단 알츠하이머병이 발생하여 결과가 진행되면 혈압이 오히려 감소하기 시작하는데 이러한 혈압강하 현상은 아마도 혈관벽의 탄력성이 떨어지거나 체중감소 그리고 뇌혈류의 자동조절기능 상실 등과 관련 있을 것으로 추정된다. 혈압이 지나치게 낮아지는 경우(저혈압) 역시 뇌혈류를 감소시켜 신경세포 기능을 떨어뜨린다. 이 상태가 지속되면 허혈성 병변을 일으켜 뇌손상을 악화시키는 원인이 된다.

다. 제2형 당뇨병

제2형 당뇨병 환자는 알츠하이머병 발병 위험이 2배 정도 증가한다. 제2형 당뇨병 환자가 치매에 잘 걸리는 이유는 동생들이 많아지면 첫째에게 가는 관심이 줄어드는 것과 같은 이치이다. 동생이 하나일 때는 엄마가 동생도 봐주고 형도 봐주지만, 동생이 줄줄이 사탕처럼 늘어서 있으면 엄마가 첫째의 소풍 날쯤은 잊을 수도 있는 것이다.

우리 몸에는 인슐린 분해 효소(Insulin Degrading Enzyme, IDE)라고 하는 효소가 있는데, 보통 사람들에서는 이 효소가 독성물질인 아밀로이드를 분해하고 우리 몸에 돌아다니는 인슐린을 제거하는 역할을 한다. 하지만 제2형 당뇨병 환자들의 혈액 내에는 정상적 기능을 잃은 인슐린이 상대적으로 많아진다. 따라서 인슐린 분해효소가 비정상 인슐린을 분해하는 데 정신을 쓰다 보면 상대적으로 아밀로이드를 분해하는 일에는 신경을 덜 쓰게 되어 아밀로이드가 정상적으로 분해되지 못하여 혈중 농도가 높아진다. 이렇게 넘치는 아밀로이드가 신경세포의 기능을 약화시키며 노인반 만들기를 활성화시켜 결국 알츠하이머병의 발병 위험성이 높아지는 것이다.

최근 초기 알츠하이머병 환자와 경도인지 장애 환자를 대상으로 콧속으로 인슐린 스프레이를 뿌리면 인지기능이 조금 나아지는가에 대한 연구 결과가 발표되었는데, 흥미롭게도 인슐린 치료를 꾸준하게 받은 그룹에서 인지기능이 향상되었다. 이는 평소 당뇨를 잘 치료함으로써 알츠하이머병의 발생을 억제할 수 있다는 이론적 근거를 뒷받침해준다.

2 위험인자②: 나쁜 생활습관

가. 체중

예상할 수 있겠지만 과체중 및 비만의 경우 알츠하이머병의 위험이 높아진다. 복부비만과 같이 지방세포가 과도하게 많아지면 역시 제2형 당뇨병에 걸리기 쉽고 혈압도 올라간다. 또, 지방세포에서 분비되는 '아디포카인(Adipokine)'이라는 물질은 알츠하이머병이 발생한 후에 진행 속도를 빠르게 하는 역할까지 한다.

저체중이신 독자들, 미소 짓고 있으신가? 치매에는 놀랄 만한 사실이 있는데 저체중인 사람들도 치매에 걸릴 위험성이 높다는 것이다. 이뿐 아니라, 저체중인 사람들은 뇌가 쪼그라드는 속도가 빠르다는 연구들도 많다. 따라서 지나친 저체중이나 비만, 과체중 모두 치매의 위험도를 높이므로 평소 표준체중을 유지하려는 노력이 중요하다. 우리 선조들이 과유불급이라 하지 않았던가!

나. 흡연

백해무익하다던 흡연에게 천지개벽의 희소식이 들려온 적이 있었다. 흡연이 알츠하이머병 위험을 감소시켰다는 연구 결과가 발표된 것이다. 전세계 모든 흡연자들이 이 소식을 듣고 양팔을 뻗어 펄쩍펄쩍 뛰면서 기뻐하였으나 기쁨은 잠시 뿐이었다. 곧 이 결과가 횡단면 연구의 분석상의 오류에 의한 것임이 밝혀졌다. 이후 오랜 시간에 걸쳐 많은 사람들을 대상으로 한 전향 연구들이 속속 발표되었고, 이에 의하면 흡연은 치매의 위험을 2배 이상 증가시키는 것으로 확인되었다(흡연자들에게 심심한 위로의 말씀을 전한다.).

흡연 애호가들은 생각이 막혀 업무가 잘 풀리지 않을 때 담배를 피우면 정신이 번쩍 든다고 강력히 반박한다. 이는 담배에 포함되어 있는 니코틴이 기억 유지에 필요한 '아세틸콜린'이라는 신경전달물질 분비를 일시적으로 증가시켜 주의집중력을 강화시켜주기 때문이다. 하지만 역시 담배는 백해무익한 것. 흡연에 의한 산화성 스트레스나 염증 반응의 악화는 잠깐 집중력을 좋게 해주는 좋은 기능 따위는 가볍게 무시할 수 있을 정도로 나쁘다. 흡연을 시작한 연령이 낮을수록 그리고 흡연 기간이 길수록 치매 발생위험이 증가한다는 사실은 살짝 덤으로 알려드리고 싶다. 흡연은 치매 이외에도 갑자기 가슴을 쥐고 쓰러지게 만드는 심근경색 및 뇌졸중의 주요 위험 인자이기도 한데, 이는 다시 혈관성 치매의 위험도를 높이는 악순환을 되풀이하게 된다.

다. 두부손상(외상성 뇌손상)

교통사고를 당하거나 한 겨울 얼음판에서 미끄러지면서 의식을 잃을 정도로 심한 머리의 손상을 받은 적이 있는가? 혹시 권투 선수인가? 그렇다면 건강한 사람에 비해 치매에 걸릴 위험성이 매우 높아진다. 특히 알츠하이머병 취약 유전자인 APOE-ε4를 가진 사람에서는 그 위험성이 더 높아진다(APOE-ε4에 대해서는 다음 장에서 설명).

뇌가 외부로부터 심한 충격을 받거나 조그만 충격이라도 반복하여 가해지면, 독성 아밀로이드 단백과 나쁜 타우 단백이 뇌 속에 축적된다. 따라서 외상성 뇌손상은 치매, 특히 알츠하이머병 위험도를 높이는 것으로 알려져 있다. 갑자기 어린 시절 동생들의 머리를 쥐어 박은 것이 미안해지지 않는가? 할머니께서 "아서라! 머리 나빠진다. 머리는 때리지 말아라." 하시며 말리던 기억도 날 것이다. 우리 조상들은 경험으로 이미 반복적인 뇌손상이 치매로 가는 것을 알고 계셨던 것은 아닐까?

3 위험인자③: 알츠하이머병 취약 유전자

여기서 말하는 유전자는 '부모님이 치매면 자식들도 치매에 걸린다.'는 식의 유전 방식을 말하는 것이 아니다. 유전자라기 보다는 혈액형으로 이해하는 것이 쉬울 것이다.

우리의 혈액형은 부모의 혈액형에 따라 A, B, O, AB형으로 나뉘어 형제 간에도 서로 다른 혈액형을 가질 수 있다. 이와 마찬가지로 우리 몸에서 지질(Lipid)을 운반하는 데 필요한 지단백(Lipoprotein)이 있는데 이를 아포지단백E(Apolipoprotein, APOE)이라 부른다. 이 아포지단백E는 2, 3, 4형이 있고, 부모에게서 각각 한 종류의 대립 유전자를 받게 된다. 따라서 사람이 가질 수 있는 아포지단백E 형은 APOE ε2/2, APOE ε2/3, APOE ε2/4, APOE ε3/3, APOE ε3/4, APOE ε4/4의 6가지 형태이다. 미국 듀크대학 알츠하이머병연구소 연구자들의 조사에 의하면, 이 형태들 가운데 APOE-ε4형을 가진 숫자에 따라 알츠하이머병 발병 위험이 높아진다고 한다. 즉, APOE ε2/4, APOE ε3/4와 같이 한 개의 APOE-ε4 대립 유전자를 가지면 알츠하이머병 위험이 3~4배 증가하고 APOE ε4/4처럼 두 개를 가지면 그 위험이 12~15배 증가한다.

4 위험인자④: 가족성 알츠하이머병

알츠하이머병은 65세가 훨씬 넘어야 발생하는 것이 보통이다. 그러나 드물게 65세 이전, 특히 40~50대, 심지어는 30대에도 발생하는 알츠하이머병이 있는데 이를 조기발현 알츠하이머병 또는 초로기 알츠하이머병이라 한다.

이 초로기 알츠하이머병은 유전자 돌연변이에 의한 것으로 가족성 알츠하이머병이다. 이 유전자 돌연변이를 가진 사람의 자식은 남, 녀에 상관없이 절반(50%)에서 병에 걸린 부모와 동일한 초로기 알츠하이머병이 발생하게 된다. 지금까지 발견된 돌연변이 유전자는 상염색체 1, 14, 21번에서 발견되었으며 각각 PS2, PS, APP 유전자 돌연변이라 부른다. 그런데 전 세계에서 발생한 가족성 알츠하이머병 환자를 다 합쳐보아도 500례 미만에 지나지 않아 매우 드문 희귀 유전자 돌연변이라 할 수 있다.

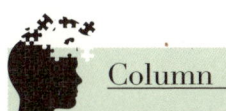

알츠하이머병에 걸린 유명 인사들

알츠하이머병은 유명 인사라 해서 비껴가지 않는다. 그럼 알츠하이머병으로 투병하다가 세상을 떠난 사람 가운데 독자 여러분이 알만한 유명 인사들을 살펴보자.

추억의 명화 〈십계〉와 〈벤허〉의 주인공으로 우리에게 남아있는 영화배우 찰톤 헤스턴(Charlton Heston), 흑백 TV 시절 〈형사 콜롬보〉에서 바바리 코트를 입고 멋진 형사 연기를 보여줬던 연기자 피터 포크(Peter Falk), 콧수염이 잘 어울리던 액션 영화 주인공 찰스 브론슨(Charles Bronson), 감미로운 팝가수인 페리 코모(Pierino Ronald Como), 그리고 가깝게는 영화배우이자 미국 40대 대통령이었던 로널드 레이건(Ronald Reagan), 철의 여인으로 유명한 정치가인 마가렛 대처(Margaret Thatcher) 전 영국 수상이 있으며 전설적인 컨트리송 가수이자 기타 연주자인 글렌 캠블(Glen Campbell)도 이 병으로 투병중인 것으로 알려져 있다.

이처럼 유명한 배우, 가수, 정치인, 연주가 들도 이 병을 비껴가지는 못했다. 살아 생전에 온갖 영화를 누렸겠지만 생의 마감 전에는 불행한 나날을 지낼 수 밖에 없었다. 아마 그 자리에 오르기까지 그리고 그것을 지켜내기 위해서 남 모르는 격심한 스트레스가 원인이었을까? 예전에 유행했던 어느 광고 카피처럼 그날의 스트레스는 그날에 날려 버리자! 치매가 발붙일 수 없도록!

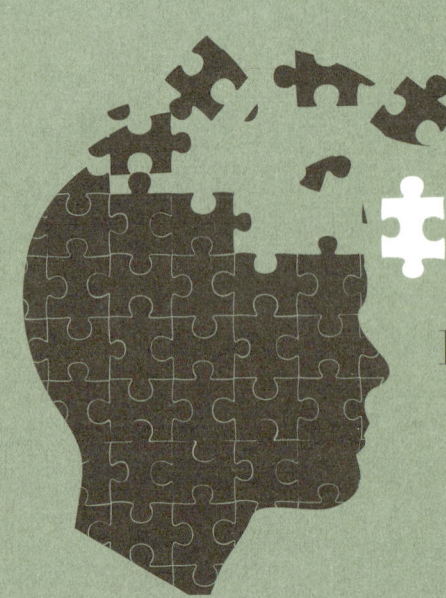

Do I Really Have
Alzheimer's
Disease?

PART 3

치매의
전 단계를
꽉 잡아라!

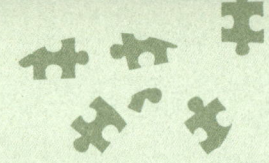

"우리 어머니는 예전에 굉장히 똑똑했던 분이세요."

"내 남편은 박사로 졸업했고 OO대학교 교수였어요."

보호자들은 예전의 총명했던 내 가족의 모습을 회상하는 얘기를 종종 한다. 그런데 자신의 위치에서 뭐든지 척척 해내던 사람들이 어느 순간에 치매 환자가 되었을까? 가만히 생각해 보면 하나 둘 증상이 시작되던 시기가 있었을 것이다. 전조 증상이었을까? 그 때 조금만 더 관심을 가졌더라면 지금처럼 나빠지는 것을 막을 수 있지는 않았을까?

CHAPTER 1
치매의 전 단계

종종 한쪽 팔, 다리가 마비되거나 말이 어눌해졌다가 풀렸다면서 뇌졸중의 전조 증상이 아니냐고 오시는 분들이 있다. 뇌졸중에도 전조 증상이 있듯이 치매에도 전조 증상이 있다. 인지기능을 유지하며 정상적인 일상생활을 유지하던 사람이 어느 날 갑자기 치매에 걸리는 일은 매우 드물다. 물론 뇌의 인지기능과 관련이 높은 부위의 뇌경색이나 뇌출혈이 생기면 기억력이나 판단력, 언어기능을 순식간에 빼앗아 마치 갑자기 치매가 발생된 것처럼 보일 수는 있다. 그러나 대부분의 치매는 정상 기능에서부터 조금씩 나빠지기 시작하여 오랜 시간이 경과한 후에 치매로 진행된다.

지금까지 이루어진 여러 연구 결과를 종합해 보면, 치매 증상이 처음 나타나기 약 20~30년 전에 벌써 대뇌 피질에 이상 독성단백질인 아밀로이드 반점이 생기면서 뇌가 병이 들어가는 것이다. 다시 말해 40대 초중반 나이에 처음으로 치매의 씨앗이 잉태되는 것인데, 작은 점으로 시작된 아밀로이드 씨앗이 점차 주변으로 번져가면서 쌓이면 알츠하이머병으로 발전된다. 대부분의 경우 이 아밀로이드가 쌓이는 오랜 기간 동안 아무런 이상 증상 없이 지내다가 인지기능을 담당하는 신경세포의 70~80%가 기능을 잃어가면 비로소 서서히 치매 증상이 고개를 들기 시작한다. 처음 치매의 씨앗이 잉태된지 20~30년이 지난 60~70대가 바로 그 시기인데, 이때서야 비로소 다른 사람들은 쉽사리 알아채기 힘든 미묘한 인지 장애 증상이 나타나게 되는 것이다.

처음에는 단순 건망증과 잘 구분이 되지 않지만 같은 실수를 반복하거나 사업상 매우 중요한 약속을 잊는 등 일상생활에 영향을 미치기 시작하면 더 이상 정상적인 노화와는 거리가 있는 것이다. 대부분 이런 시기가 좀 지나서 병원을 찾는 경우가 많으며 처음 찾게 되면 치매 진단을 위한 상세한 진찰을 받게 된다. 의학적으로 설명하면 신경세포는 이미 분화가 종료된 상태이므로 일부 말초신경을 제외하고는 재생 능력이 없는 조직이다. 따라서 치매 증상이 나타난 후에 이를 고쳐서 없어진 기억력이나 다른 인지기능들을 만회해보겠다는 생각은 애초부터 잘못된 것이다. 그러므로 평소의 뇌 건강관리가 얼마나 중요한가는 아무리 강조해도 지나치지 않는다.

우리가 마흔을 넘으면 스스로의 얼굴에 책임을 져야 한다는 에이브러햄 링컨의 말을 한번 곱씹어 보기 바란다. 아마 자신의 얼굴이 지난 사십 년 동안 자신이 어떻게 생각하고 행동해 왔느냐에 대한 개인의 역사책이기 때문일 것이다. 필자는 여기에 50세 이후에는 자신의 몸매에 대해서, 60세가 넘게 되면 자신의 뇌에 대해서 책임을 져야 한다는 말을 덧붙이고 싶다. 앞으로 독자들은 이 책을 통해서 느끼겠지만 필자는 치매가 평생 동안 건강하지 못한 생활습관 때문에 생기는 생활습관병이라고 굳게 믿고 있는 사람이다. 이는 다른 말로 건강한 생활습관을 통해 잘못된 뇌 기능을 바로잡고 치매로 진행하는 속도를 늦추거나 아예 치매가 발생하지 않도록 예방이 가능하다는 것을 뜻한다.

정상 인지기능은 아니지만 그렇다고 치매에 해당할 정도로 심한 증상이 아닌 중간 단계의 증상을 보이는 환자들을 설명하기 위한 용어가 1990년대 초부터 생겨나기 시작했다. 연령 관련 인지저하(Age-associated Cognitive Decline), 노인성 양성 건망증(Benign Senescence Forgetfulness), 경도 인지증(Mild Cognitive Disease) 등 여러 용어로 사용되어 오다가 현재는 주관적 인지 장애(Subjective Cognitive Impairment), 경도 인지 장애(Mild Cognitive Impairment)라는 라는 용어로 불리고 있다. 이 중에서 경도 인지 장애를 치매의 전 단계라고 할 수 있다.

경도 인지 장애란 환자가 스스로 기억력, 시공간능력, 계산능력, 언어능력과 같은 인지기능 저하를 호소하고, 주위 가족이나 동료들에 의해서도 이전에 비해 능력이 떨어진 것 같다는 소리를 들으며, 실제 신경심리 검사를 해보면 치매에까지 이르지는 않았으나 동

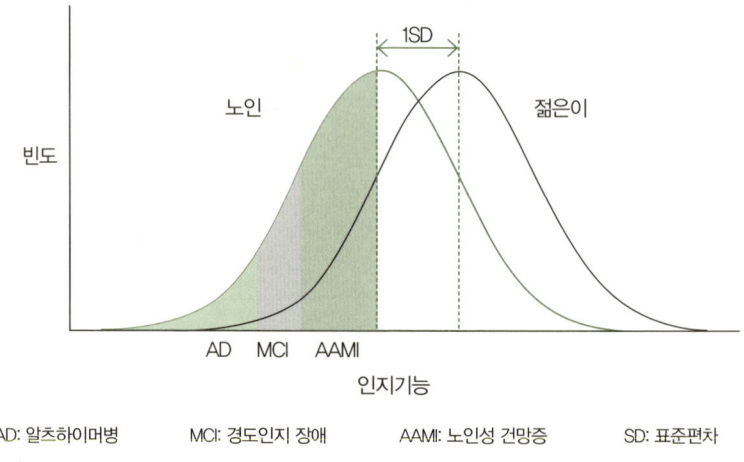

정상 노화, 노인성 건망증, 경도 인지 장애, 알츠하이머병

빈도

1SD

노인

젊은이

AD MCI AAMI

인지기능

AD: 알츠하이머병　　　MCI: 경도인지 장애　　　AAMI: 노인성 건망증　　　SD: 표준편차

년배에 비해 인지기능이 떨어진 것이 확인된다. 그러나 아직 일상생활이나 직장생활에 크게 장애가 없기 때문에 치매 진단 기준에는 못 미쳐 치매 전 단계(predementia 혹은 presymptomatic dementia)에 해당하는 것으로 본다.

　이에 비해 주관적 인지 장애란 주관적으로 증상은 호소하지만 신경심리 검사에서 객관적으로는 인지기능에 손상이 발견되지 않는 단계이다. 객관적인 인지기능 손상이란, 정상 노인들에게 나타날 수 있는 정상적인 노화 과정이 아니라 병적인 인지기능 장애를 말한다. 노화에 의한 생리적인 기능 저하와 병으로 인한 기능 저하를 가려내는 것은 어려운 일이지만, 일반적으로 나이와 학력을 고려하여 평가했을 때 또래 친구들의 평균보다 1.0~1.5 표준편차 이상 인지기능이 떨어져 있으면 병적인 기능 저하를 의심하게 된다. 경도 인지 장애 환자는 시간이 경과하면서 치매로 발전할 가능성이 높은데 매년 10~15%의 환자가 치매로 진행한다. 이는 정상 노인에서 1~2%가 치매로 진행하는 것에 비하면 치매로의 전환 위험이 월등히 높기 때문에 경도 인지 장애를 다른 말로 치매 고위험군이라고 부르기도 한다.

조기 발견의 중요성

77세 남자 전단계 씨는 최근에 건망증이 심해졌다. 자주 사용하는 물건을 둔 곳을 찾지 못하고 사소한 약속은 잊거나 뒤늦게 생각나는 일이 잦아졌다. 병원에 검사를 받으러 오는 날에도 약속 시간이 헷갈려 검사 시간에 늦었다. 진찰을 위해 대화를 할 때도 단어가 정확하게 기억이 안 나서 머뭇거렸고 질문에 부적절하게 대답하는 일도 있었다. 전 씨는 버스기사를 하다가 퇴직한 분으로 길 찾기에는 자신이 있었으나 최근에는 가끔 길눈이 어두워질 때도 있었다. 하지만 이런 인지기능 저하 때문에 일상생활을 하는 데 큰 지장은 없었다. 딸과 단둘이 사는데 밥 짓기, 청소, 빨래는 전단계 씨가 도맡아서 했고, 한 달에 1~2번씩 산악회도 참석한다고 하였다.

병원에서는 전단계 씨의 인지기능을 검사하였고, 나이와 고등학교 졸업의 학력에 비교하여 기억력이 떨어져 있는 것이 확인되었다. 그러나 일상생활에는 장애가 없으므로 치매의 전단계인 경도 인지기능 장애로 평가하고 치매의 위험인자에 대해서 상세한 검사를 시행하였다. 전단계 씨는 고혈압, 고호모시스테인혈증, 흡연의 위험인자가 있었으며, 뇌영상 검사에서 여러 개의 열공성 뇌경색(작은 뇌경색을 말함)이 발견되었다. 담당 의사는 전단계 씨에게 항혈소판제, 비타민 B 복합제와 은행잎 추출물을 처방하였고 담배를 끊도록 권하였다. 또한 지속적인 사회활동과 함께 유산소운동을 꾸준히 하도록 격려하며 정기적으로 병원을 방문하여 위험인자를 관리할 수 있도록 하였다.

이후 4년이 지난 지금, 전단계 씨의 기억력은 이전 수준을 비슷하게 유지하고 있고 아직 일상생활에 별다른 장애는 없으며 다른 사람의 도움 없이 집안일을 잘 처리하며 지내고 있다.

모든 병이 그렇지만 조기에 발견하면 완치될 수 있다는 것은 우리 모두가 공포스러워하는 암을 보면 잘 이해할 수 있다. 현대 의학으로 암은 거의 정복되었다 해도 과언이 아니다. 그러나 치매의 경우 발병부터 증상이 나타날 때까지 매우 오랜 시간이 걸리기 때문에 조기 발견, 조기 치료의 의미가 암의 경우와는 조금 다르다. 다만 최근 치매의 조기 치료가 치매의 진행을 더디게 해준다는 연구들이 발표되면서, 치매로 진행될 가능성이 높은 경도 인지 장애 환자를 발견하는 것이 매우 중요한 관심사가 되었다.

먼저 가까운 내 주변 사람부터 살펴보자. 이전에 비해 건망증이 점차 심해지고 중요한 일을 잊기도 하며 꼭 집어 낼 수는 없지만 무언가 성격이 달라진 기미가 보인다면 한 번쯤 치매 전문가에게 진료를 받도록 권유해보는 것이 좋다. 우선 객관적인 인지기능 저하가 있는지 확인해 봐야 하고 뇌 건강을 위협하는 위험인자들에 대해 조사를 철저히 하도록 한다. 그리고 경도 인지 장애를 가진 것이 의심된다면 임상 유형에 따라 뇌 영상 검사나 유전자 검사를 시행해 봄으로써 혹시 치매로 진행될 위험성은 얼마나 되는가를 미리 가늠해 볼 수도 있다.

일단 인지 건강을 위협하는 위험인자들이 확인되면 최우선적으로 이를 시정하고 앞으로 설명할 뇌 건강을 위한 좋은 생활습관이 몸에 배도록 노력해야 한다. 유비무환이라는 말이 있듯이 앞으로 무슨 일이 일어날 수 있는지를 알고 대비를 한다면 치매로 진행되는 속도를 늦추거나 아예 치매의 발생을 억제할 수도 있다. 치매의 발생을 원천적으로 봉쇄하는 것이 결코 꿈같은 일만은 아닐 것이다.

CHAPTER 3

치매 전 단계를 관리하는
좋은 습관

매일같이 술을 퍼 마시는 술고래가 아니라면 30대에 깜박거리는 건 망증으로 걱정하는 사람은 많지 않다(술고래들은 일반 사람에 비해 신경세포가 사멸하는 속도와 양에서 차이가 많이 나서 평균적으로 10년 이상 뇌의 노화가 일찍 시작됨). 그러나 불혹의 나이 40세를 전후하여 뇌 건강에 특별한 이상 없이도 기억이 가물가물해지는 일이 생기기 시작한다. 바로 중년의 위기이자 치매의 씨앗이 잉태되는 시기이다.

그러면 중년이라는 애매 모호한 시기는 언제 시작되어 언제 끝나는 것일까? 중년을 정의하는 기간은 사람마다 다르겠으나 일반적으로 40세에서 60세까지를 중년기로 본다. 여러분이 이미 경험하고 있거나 곧 겪게 될 중년기 증상은 개인 차가 크지만 머리카락이 가늘어지고 탈모가 시작되거나 흰머리의 양이 급속히 많아지기도 한다. 또한 겉으로 보이는 변화 이외에 생리적, 심리적으로 약해지기 시작하고 시력이 감퇴되며 치아가 약해지고 성(性)에 대한 관심이 차츰 멀어진다. 이 시기에는 인지기능, 특히 기억력이 감퇴되고 의욕이 없어지며 매사에 자신감도 떨어진다.

그런데 현재의 추세를 감안하면 곧 우리의 평균 수명이 100세에 가까워진다. 그 말은 중년에 이르렀더라도 이제 겨우 인생의 절반을 살았을 뿐이라는 이야기이다. 그러니 제2의 청춘을 다시 준비하기 위하여 뇌 건강 생활습관으로 바꾸어야 할 시기인 것이다. 흔히 기억력이 떨어지거나 상황에 맞지 않는 반응을 보일 경우 "이제 머리가 굳었구나!"라고 핀잔을 듣거나 주기도 한다. 정말로 머리가 굳어서야 이 복잡한 세상을 어떻게 헤쳐나갈 수 있을까! 만물의 영장인 인간의 뇌는 그 발전 가능성이 무궁무진해서 중년기 이후에도 우리가 어떻게 관리하며 살아가느냐에 따라 청년기 못지 않게 창조적인 일을 일사불란하게 효율적으로 수행할 수 있다. 지금부터 머리가 '굳지' 않고 '말랑말랑'하게 유지하며 사는 방법을 알아보자. 치매는 건강하지 못한 생활습관을 수 십 년간 유지해온 결과라고 앞에서도 이야기했다. 이제 건강한 생활습관으로 우리의 뇌를 바꿔 보자.

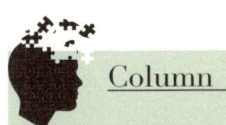

Column

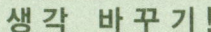

생 각 바 꾸 기 !

생 각을 젊게 하자

그 동안 몸에 익숙했던 것들을 일시에 떨쳐버리기는 쉽지 않다. 우리의 생각도 마찬가지이다. 하지만 고정관념을 버리고 사물을 새로운 관점에서 바라보는 습관을 들이도록 하자. 호기심을 가지고 새로운 것에 도전하자. 무언가 새로운 것을 배우는 데 너무 늦은 나이는 없다.

각 성하고 금주, 금연하자

과도한 음주는 신경세포 퇴행을 빠르게 한다. MRI 사진을 비교해 보면 만성 알코올 중독 환자들의 뇌는 같은 나이 또래에 비해 10년은 더 빨리 노화되는 것을 알 수 있다. 흡연은 백해무익! 심혈관의 노화와 뇌졸중 발생 위험을 높이는 것은 물론 우리의 인지기능을 악화시키는 주범 중의 하나이다.

바 른 자세로 활기차게 걷자

가장 쉬운 유산소운동은 빠르게 걷기이다. 활기찬 걷기만으로도 뇌혈류를 개선시키고 신경세포를 보호하는 물질인 신경영양인자(BDNF)의 생성을 증가시킬 수 있다. 근력강화와 심폐기능 개선은 덤으로 얻어지는 효과이다.

꾸 밈 없는 뇌 건강 식단을 준비하자

제철과일과 색이 짙은 채소는 항산화제의 보고이다. 견과류와 등 푸른 생선은 오메가지방산의 함유량이 높아 혈중 콜레스테롤 농도를 개선시킬 수 있는 것은 물론 항노화 효과도 높아 뇌혈관을 튼튼히 해주며 뇌혈류 개선을 도와주는 장수식품이다.

기 분 좋게 이웃을 위해 봉사하자

대가 없이 남을 위해 봉사하는 순간 우리의 뇌에서는 행복 호르몬이라 할 수 있는 엔도르핀 분비가 활성화된다. 엔도르핀의 효과는 마음의 평온과 행복감을 가져다 주는 것은 물론 뇌혈류도 개선하며 신경세포 보호 효과도 뛰어난 것으로 알려져 있다. 그러니 뇌 건강을 위해서 작은 봉사라도 실천에 옮겨보자.

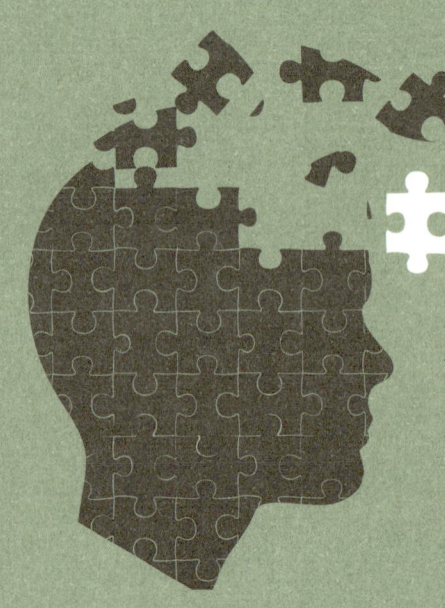

Do I Really Have
Alzheimer's
Disease?

PART 4

치매 검사하러
병원 왔어요

어쩌면 암보다 더 무서운 병이 있다면 그것은 바로 치매일 것이다. 환자 당사자 인격의 황폐화는 물론 온 가족의 삶의 질을 송두리째 무너뜨리기 때문이다. 그러므로 치매의 진단은 매우 신중하고 사려 깊게 이루어져야 한다. 그러면 치매가 의심될 때 어떤 과정을 거쳐 진단이 이루어지는지 김기억 씨의 예를 보면서 치매 진단의 흐름을 설명하도록 한다.

CHAPTER 1
치매의 진단

1 병력청취

병원에 왔으니 제일 먼저 할 일은 당연히 의사를 만나는 일이다. 김기억 씨가 의사를 만나 자신의 문제가 무엇인지를 상담하는 것은 치매 진단에 있어 가장 중요한 과정이다. 그러나 김기억 씨는 최근 기억력이 저하되어 있어 자신의 문제가 무엇인지, 불편한 증상이 언제 시작되어 어떻게 진행되어 왔는가에 대해 상세히 설명하지 못한다. 따라서 환자에 대해 가장 잘 알고 있는 부인 박추억 씨와의 면담을 통한 정확한 병력을 파악하는 일이 무엇보다 중요하다. 의사는 김기억 씨를 처음 만나보기 때문에 김기억 씨의 병전 상태에 대해서 잘 알지 못한다. 원래부터 지하철 갈아타기를 잘 못하던 사람이었는지, 성격상 젊었을 때도 화를 버럭 잘 내던 사람이었는지와 같은 과거의 행동거지에 대해서는 보통 보호자인 박추억 씨가 대신 이야기를 해준다.

이 단계에서 의사는 이전에 비해 기억력을 포함한 인지기능의 변화가 있는지, 있다면 언제부터 어떠한 양상으로 나타났는지 확인한다. 일반적으로 눈에 띄지 않게 서서히, 그러나 몇 개월 전과 비교해서 조금 더 나빠진 경우라면 알츠하이머병과 같은 퇴행성질환을 의심해볼 수 있다. 만약 비교적 잘 지내던 사람이 어느 날 갑자기 인지기능이 나빠졌다면 뇌졸중 후 발생한 혈관 치매를 우선 고려해봐야 한다. 그리고 이 과정이 여러 차례 반복되어 그 때마다 더 나빠져 소위 계단식으로 악화되는 경우는 다발경색 치매(Multi-infarct Dementia)가 원인임을 알 수 있다.

2 신체 검진과 신경학적 진찰

이 단계는 김기억 씨가 호소하는 기억 장애가 정말 치매에 의한 증상인지 아니면 치료가 가능한 다른 전신성질환에 의한 것인지를 찾아내기 위해 필요한 검사이다. 의사는 치매 검사를 받으러 온 김기억 씨에게 걸어보라고 하거나 손을 들고 있어 보라고 하는 등 치매와 전혀 상관없을 듯한 행동을 시킨다. 꿈은 꾸지 않느냐, 잠꼬대는 심하게 하지 않느냐라는 등 생뚱맞은 질문도 한다. 의사가 김기억 씨에게 이러한 신경학적 진찰과 문진을 하는 이유는 치매의 원인 질환에 대한 단서를 찾아내기 위해서이다. 전형적인 알츠하이머병은 병이 진행된 후기까지도 운동신경이 잘 유지되어 일상적 움직임이나 보행에 지장을 받지 않는다.

그러나 루이체 치매 환자는 파킨슨병에서 볼 수 있는 손떨림, 운동완서증, 근육의 경직, 보행 장애가 초기에 나타나다가 대부분 1년 이내에 치매 증상이 나타난다. 어떤 때는 멀쩡한 사람처럼 보이다가도 또 어떤 때는 가족도 몰라보는 등 인지기능의 변동이 심하기도 하고, 꿈을 생생히 꾸어 꿈과 현실을 구분하지 못하거나 수면 도중 옆 사람을 때리거나 허우적대다가 침대에서 떨어지기도 한다. 얼핏 보면 잠버릇이 아주 나쁜 것처럼 생각될 수도 있지만, 자세히 조사해 보면 수면 장애의 일종인 'REM(Rapid Eye Movement) 수면 장애'인 경우가 많다. 이런 환자는 헛것이 보이거나 없는 소리가 들리는 환시나 환청 현상을 자주 겪기도 한다. 혈관성 치매 환자들은 전형적인 계단성 진행 이외에 신경학적 검사에서 편마비, 비대칭 건반사, 발음 장애, 감각 이상 등 국소 신경학적 징후를 관찰할 수 있다.

3 실험실 검사

김기억 씨를 자세히 진찰한 의사는 치매의 원인 검사를 해보자고 했다. 간호사들이 검사를 위해 방문할 곳을 알려 주었다. 먼저 갈 곳은 혈액 · 소변 채취실이다. 김기억 씨의 혈액을 검사하는 이유는 치료 가능한 원인을 찾기 위해서이다. 감염병, 영양불량, 호르몬 불균형, 필수 비타민 결핍 등은 뇌의 질병이 아니지만 인지기능을 저하시키는 데 일조한다. 이러한 비타민 결핍증이나 호르몬 이상을 발견하여 교정하면 김기억 씨를 예전의 정상적인 상태로 돌려 놓을 수 있다. 따라서 혈액 검사는 치매의 원인이 될 만한 요인은 없는지 살펴보기 위해 시행된다.

4 신경영상 검사

두 번째로 김기억 씨가 방문한 곳은 MRI실이다. 우리가 익숙하게 알고 있는 뇌 CT나 뇌 MRI 검사는 우리 뇌의 생김새를 볼 수 있는 구조적 뇌영상 검사라 한다. 이를 통해 뇌종양, 뇌경색 및 허혈성 백질변성, 뇌출혈, 수두증, 뇌의 염증변화 등을 정확히 찾아낼 수 있다. 뇌의 생김새를 보는 구조적 뇌영상 검사 외에도 뇌가 잘 작동하는지 살펴보는 영상 검사가 있는데, 이를 기능적 뇌영상 검사라고 한다. 여기에는 단일양자방출전산화 단층촬영(SPECT)과 양성자방출 단층촬영(PET)이 있다. 최근에는 뇌에 아밀로이드 단백이 쌓여있는 정도를 평가하여 알츠하이머병을 확인할 수 있는 아밀로이드 뇌영상(PIB-PET)도 개발되어 있다. 김기억 씨는 뇌 MRI만 시행하기로 하였다.

마지막으로 김기억 씨가 방문한 곳은 신경심리 평가실이다. 분위기만 봐도 이곳이 김기억 씨의 기억력을 평가하는 곳임을 금방 알 수 있다. 신경심리 평가는 전문교육을 받은 숙달된 신경심리사와의 면담을 통해서 이루어진다.

뇌 CT 사진

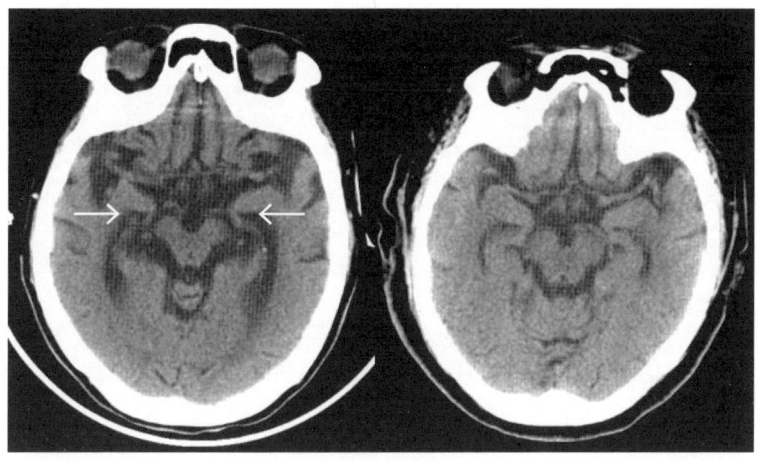

왼쪽은 내측 측두엽 위축이 두드러진 알츠하이머 치매 환자의 사진(화살표)이고, 오른쪽은 같은 연령대의 정상 환자의 사진이다. 내측 측두엽 외에도 전두엽과 측두엽의 겉질에도 위축이 보이고 있다.

뇌 MRI 사진

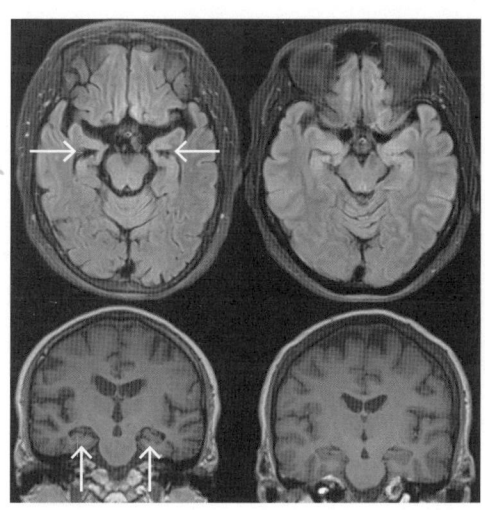

왼쪽은 알츠하이머 치매 환자의 사진이고 오른쪽이 정상 노인의 사진이다. 위쪽 사진들은 뇌의 횡단면(가로로 자른 사진)을 보는 것이고 아래쪽 사진들은 뇌의 관상면(세로로 자른 사진)을 보는 것이다. 왼쪽 사진들은 내측 두엽의 두드러진 위축(화살표)과 뇌의 전반적인 위축을 보이고 있는 반면 오른쪽 사진은 노화로 인한 약간의 뇌위축만을 보이고 있다.

단일양자방출전산화 단층촬영(SPECT)

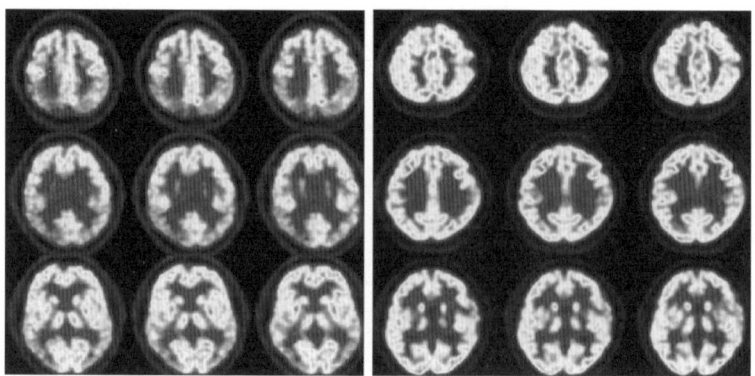

방사선 동위원소를 이용하여 뇌혈류의 흐름이나 뇌세포의 기능을 볼 수 있는 검사로 색이 밝을수록 뇌혈류가 잘 유지되는 상태를 나타낸다. 오른쪽 사진의 정상인 사람의 SPECT와 비교하여 왼쪽 사진은 알츠하이머병 환자의 양측 전두엽 및 두정엽의 기능 감소를 볼 수 있다.

아밀로이드 뇌영상(PIB-PET)

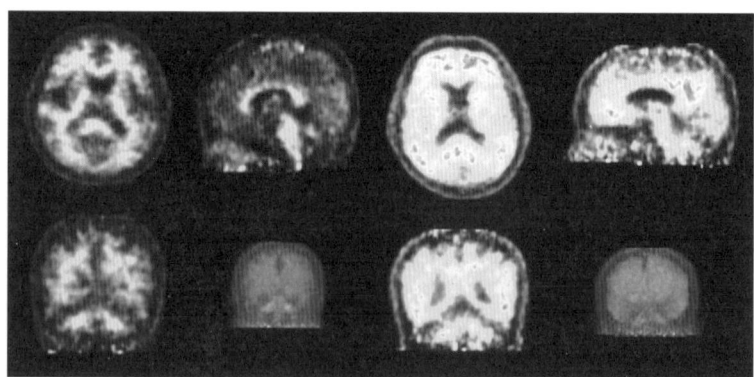

아밀로이드 단백질과 결합하는 동위원소를 혈관으로 투여하여 뇌 속에 축적되어 있는 아밀로이드 양을 색으로 볼 수 있게 해주는 뇌영상이다. 밝게 보일수록 아밀로이드 양의 증가를 나타낸다. 왼쪽은 정상인의 사진이고 오른쪽은 알츠하이머병 환자의 양자방출 단층촬영(PET) 사진이다.

※이재홍 교수의 호의

CHAPTER 2

신경심리 평가

1 신경심리 평가의 개념과 목적

신경심리 평가는 기억 장애를 호소하는 환자에게서 '정말로 치매가 있는가?', '치매가 있다면 얼마나 심한 정도인가?'와 같은 기본적인 물음에 답을 줄 수 있는 매우 중요한 검사이다. 신경심리 평가를 시행하기 위해서는 환자 자신과 환자의 평소 상태를 잘 알고 있는 보호자를 대상으로 환자가 보여주고 있는 인지기능, 일상생활 능력, 기분 상태, 행동이나 성격의 변화를 빠짐 없이 평가하게 된다.

또한 직접 환자를 평가하면서 보호자가 관찰하지 못한 기능 변화를 알아낼 수도 있으며, 환자 자신이 스스로의 상태에 대해 느끼는 감정, 걱정의 정도, 어떤 부분을 가장 힘들게 여기는지를 상세하게 파악할 수 있다. 검사 시행 도중에도 면담에 응하는 환자의 태도나 행동 관찰을 통해서 간접적이지만 다양하고 중요한 정보들을 함께 얻을 수 있으며, 보호자와의 면담을 통하여 환자가 이야기해준

과거의 기억들이 정확한 정보인가를 확인할 수 있다.

2 신경심리 평가의 주요 내용

치매의 신경심리 평가에 필수적으로 포함되는 내용은 치매 환자가 나타내는 주요 영역에 따라 크게 세 부분으로 나눈다. 첫째로 인지기능 평가, 둘째로 일상생활 기능 평가, 셋째로 행동 및 성격의 변화와 기분 장애 등에 대한 평가가 그것이다. 이들을 좀 더 구체적으로 살펴보자.

가. 인지기능 평가

인지기능 평가는 치매의 신경심리 평가에 있어 가장 핵심적인 부분이며 판단은 환자의 학력, 직업적 경험, 전반적인 사회생활 수준 등을 고려하여 내리게 된다. 기능 저하가 있는 것으로 판단되면, 어떤 기능들이 얼마나 그리고 어떤 형태로 저하되어 있는지 등을 조사한다. 인지기능은 하나의 독립된 기능이 아니라 여러 가지 다른 인지영역의 집합체이다. 인지기능 평가에 포함되는 주요 기능은 기억력, 주의력, 집행능력, 언어능력, 시공간능력이다. 기억력 저하가 가장 흔한 증상이기는 하지만 기억력 저하를 호소하는 환자들을 자세한 면담을 통해서 파악해 보면 주의력이나 집행능력 감소와 관련된 경우도 많으며, 언어능력이 떨어졌다고 호소하는 환자들을 검사해 보면 기억력이 문제인 경우도 많다.

나. 일상생활 기능 평가

객관적인 인지기능 평가에서 인지기능 저하가 확인되었다 하더라도, 이전과 같이 독립적인 일상생활 유지가 가능하다면 일단 치매라는 진단을 내릴 수 없게 된다. 일상생활 기능은 기본적인 기능과 비교적 복잡한 활동들로 나누어 생각해 볼 수 있다. 기본적인 기능들에는 씻기나 옷을 적절하게 갈아입는 등의 개인 위생 관리 능력에서부터 대소변 관리, 식사하기, 보행 등 단순하지만 생활의 기본이 되는 일상생활 기능들이 포함된다. 이러한 능력들은 뇌졸중과 같이 급작스런 병적 상태가 아닌 서서히 진행하는 퇴행성 치매의 경우 어느 정도 치매가 진행되기까지는 비교적 잘 유지되는 경우가 많다.

반면에 복잡한 활동의 주요 평가 기능들은 계산이나 돈 관리, 약속 기억하고 수행하기, 정리정돈, 요리하기, 가전제품이나 이전부터 사용하던 도구에 대한 사용능력, 직업 관련 일 처리 능력, 자발적인 취미활동의 양과 질, 대중교통 이용이나 길 찾기 등이다. 이렇게 다소 복잡한 일상생활 능력에서의 변화는 주로 인지기능 저하와 관련되어 나타나는 경우가 많으며, 치매 존재의 유무를 평가하는 데 매우 중요한 사항이다.

일상생활 기능 평가에 있어 환자의 이전 기능 수준에 비교하여 현재의 능력을 알아보는 것이 중요하기 때문에 평소 환자가 하지 않던 활동에 대해서는 변화를 알아내기 힘들다. 따라서 일상생활 기능 평가에 있어서도 환자의 일상생활을 소소히 잘 파악하고 있는 보호자의 정보제공이 필수적이다.

다. 행동 및 성격의 변화와 기분 장애 등에 대한 평가

치매 상태에서는 인지기능의 변화나 그로 인한 일상생활 기능 저하 이외에도 이상 행동이나 성격 변화, 기분 곤란 등이 흔히 관찰된다. 그리고 치매 환자를 돌봄에 있어 기억력 장애보다 보호자들에게 더 큰 고통으로 다가오는 것이 예측 불가능한 이상행동들 때문이다. 또한 인지기능 장애보다는 이상 행동과 성격 변화를 주 증상으로 보이는 치매도 있어, 이 부분에 대한 평가가 치매의 감별진단에 있어 중요한 의미를 갖는다.

병전 성격에 대한 파악, 현재 주로 문제가 되는 이상 행동이나 성격 변화, 기분 곤란의 유무나 내용들은 환자와 보호자와의 면담과 설문지를 통해서 파악할 수 있다. 병전에 있던 성격이 비정상적으로 강해지거나, 이전에 없던 행동이 나타나게 되면 보호자들에게는 환자가 전혀 다른 사람이 된 것처럼 느껴지기도 한다. 사소한 일에 화를 너무 쉽게 내고, 화가 나면 자제하기 어려우며, 폭력적인 언행을 나타내는 경우도 있다. 상황에 맞지 않게 의심을 하거나, 헛것을 보거나 듣는 경우도 있으며, 지나치게 게을러지기도 하고, 수면이나 식사 습관 및 식욕 등에서도 변화가 생긴다. 일부 증상들은 인지기능 저하와 관련되어 나타나기도 하는데, 특히 돈이나 귀중품을 보관하였다가 쉽게 찾아내지 못하면 주위의 다른 사람이 물건을 훔쳐갔다고 생각하는 '도둑 망상'이 흔히 관찰된다.

기분이 지나치게 저조하고 우울하며 활력이 저하되는 경우, 우울증과 관련된 평가가 필요하다. 우울증은 그 자체가 인지기능 저하를 유발시키는 원인으로 작용하는 것으로 알려져 있으며, 인지기능 저하와 함께 우울 증상이 발생하기도 하고 치매의 초기 증상의 하나로 우울증이 나타나는 경우도 드물지 않다.

이렇듯 이상 행동이나 성격 변화, 지각 및 사고 장애, 기분 곤란 등은 치매 진단 및 유형 파악과 치매 진행에 따른 변화 파악에 필요하며, 그 자체로도 치료의 대상이 되므로 구체적인 신경심리 평가의 중요한 한 축을 이룬다.

3 신경심리 평가의 종류

신경심리 평가는 간략한 형태에서부터 종합적이고 복잡한 형태까지 다양한 방식이 있다. 따라서 평가가 이루어지는 목적이나 상황에 따라 가장 적합한 검사의 형태나 종류를 선택하여 시행한다. 기본적으로 노인이라는 특성이 감안되어야 하는데, 청각이나 시각의 문제를 지니고 있는 경우가 많으며, 쉽게 피로감을 느끼고, 수행실패에 대한 좌절감이 크며, 검사에 대한 동기부여가 어려운 점, 만성적인 통증 등을 수반하고 있는 경우가 많은 점 등을 충분히 고려해야 한다.

특히 인지기능 평가에 있어서는 검사 대상자의 연령과 학력이 많은 영향을 미치므로, 이들의 영향력을 고려하여 평가가 이루어진다. 환자 스스로 검사를 받는 것에 대해 수치심을 느끼거나 자신감이 더욱 떨어져, 자신이 어린애나 정신이상자 취급을 받는다고 느껴 화를 내는 경우도 많다. 보호자들 또한 환자가 느끼는 감정을 충분히 이해하고 공감해주는 태도가 필요하며, 검사 상황을 환자가 너무 심각하게 받아들이지 않도록 격려하는 노력이 필요하다.

가. 치매 선별 검사

간략한 스크리닝 테스트는 주로 짧은 시간 내에 간단한 검사를 통해 환자의 기능 수준이 정상에 속하는지를 가려내기 위한 용도로 사용한다. 선별 검사에 사용되는 도구 가운데 전 세계적으로 가장 널리 사용되고 있는 검사가 간이정신상태 검사(Mini-Mental Status Examination, MMSE)이다. 이 검사는 시간과 장소에 대한 지남력, 간단한 단어 회상과 시공간구성능력, 계산 및 주의집중력, 기본적인 언어능력 등을 간략하게 평가할 수 있도록 구성되어 있다. 이 검사를 통해서 간략하게 환자의 수행이 정상 수준에 속하는지를 빠르게 선별할 수 있다.

환자 또는 보호자가 질문지를 통해 환자의 인지기능과 관련된 다소 복잡한 일상생활 기능의 변화를 체크해 볼 수 있는 검사도 스크리닝 테스트로 이용할 수 있다. 'K-AD8'이라는 검사가 그 중 하나이다. 이 질문지는 8개의 항목으로 이루어져 있으며, 각 항목의

K-AD8

환자의 기능에 대해 평가하십시오.

'그렇다(변화있다)'는 환자의 인지기능(사고력과 기억력)이 지난 몇 년간에 걸쳐 변화되어 온 것을 의미합니다. 해당하는 곳에 동그라미를 하십시오.

항목	평가		
판단력 문제가 있습니까? 가령 사기를 당하거나, 재정적인 문제를 잘 판단하지 못하거나, 상대방에게 맞지 않는 선물을 하는 행동 등을 보입니까?	그렇다 (변화있다)	아니다 (변화없다)	잘 모르겠다
취미나 활동에 대한 관심이 저하되었습니까?	그렇다 (변화있다)	아니다 (변화없다)	잘 모르겠다
같은 질문이나 이야기를 반복합니까?	그렇다 (변화있다)	아니다 (변화없다)	잘 모르겠다
도구나 기구사용이 서툴러졌습니까? 가령 리모컨, 비디오, 컴퓨터, 전자레인지 등을 이전처럼 잘 사용하지 못합니까?	그렇다 (변화있다)	아니다 (변화없다)	잘 모르겠다
정확히 몇 년도인지 몇 월인지를 잘 모릅니까?	그렇다 (변화있다)	아니다 (변화없다)	잘 모르겠다
복잡한 재정 문제를 다루기 어려워졌습니까? 가령 세금계산, 청구서 처리, 수표거래, 은행업무 등을 이전처럼 처리하기가 어렵습니까?	그렇다 (변화있다)	아니다 (변화없다)	잘 모르겠다
약속을 기억하기가 어렵습니까?	그렇다 (변화있다)	아니다 (변화없다)	잘 모르겠다
사고력이나 기억력의 문제가 지속되고 있습니까?	그렇댜 (변화있다)	아니다 (변화없다)	잘 모르겠다
총점('그렇다' 개수)			

내용을 읽고 환자의 이전 기능에서부터 변화가 있는지를 판단해 보도록 구성되어 있다. 만약 2개 이상의 항목에서 기능 변화가 있다고 생각된다면, 경도인지 장애나 초기 치매의 가능성이 있음을 의심해 볼 수 있다.

치매의 심도를 간략하게 파악할 수 있는 검사로 GDS(Global Deterioration Scale)가 이용되기도 하는데, 이 검사는 정상 상태에서부터 심한 치매 상태에 이르기까지의 단계를 심도에 따라 구분하여 판단하도록 구성된 검사이다. 이는 환자의 상태에 대해 동원 가능한 모든 정보들을 취합하여 임상가나 평가자가 환자의 전반적인 기능 상태를 판단할 수 있도록 만든 검사 도구이다.

선별 검사는 대개 고학력자에게는 검사가 너무 쉬워 기능의 저하가 있음에도 불구하고 그것이 검사에서 잘 드러나지 않을 수 있으며, 무엇보다도 구체적인 인지기능의 저하 정도나 양상 등을 파악하는 데에는 한계가 있다. 그러나 이러한 선별 검사들의 한계점을 명확히 이해하고 유용성을 적극 활용한다면, 선별 검사들을 통해 짧은 시간 내에 대략적인 환자의 수행 정도를 파악하고, 변화를 정기적으로 추적하는 데에도 도움이 된다.

나. 종합신경심리 평가

치매 여부를 판단하거나 이와 관련된 상태들에 대한 구체적인 정보를 얻으려면, 종합적인 신경심리 평가가 실시되는 것이 도움이 되는 경우가 많다. 1시간이 넘는 비교적 긴 시간 동안 환자가 검사에 임해야 하는 어려움이 따르고, 보호자 또한 환자의 상태에 대한 다양한 정보들을 제공해야 하는 어려운 점이 있지만, 자세한 평가를 통해 치매의 원인이 될만한 질환을 예측할 수 있다는 장점이 있다.

종합신경심리 평가에서는 환자와 보호자가 어떤 기능 변화 또는 어려움들을 호소하는지 파악하고, 객관적인 인지기능 평가가 환자를 대상으로 실시되며, 환자의 기분 상태와 행동 및 성격상의 변화 등이 다양한 질문지와 환자 및 보호자와의 면담을 통해 파악된다. 이러한 결과들을 분석하여 환자의 전반적인 인지상태에 대한 신경심리학적 판단을 하게 된다.

면밀한 인터뷰 형식의 검사인 임상치매척도(Clinical Dementia Rating, CDR) 검사를 통해서는 기억력, 지남력, 시공간능력, 사회활동, 판단력, 취미생활, 개인 위생 관리 등 제반 기능들의 저하와 그 정도를 종합적으로 파악하여 치매의 전반적인 상태를 평가한다.

NPI(Neuropsychological Interview)와 같은 검사를 통해서는 환자가 나타내는 다양한 행동 문제와 기분 곤란 등을 파악할 수 있다. 이 검사에는 망상, 환각, 우울, 불안, 조증 경향, 공격성, 감정적 불안정과 화 또는 분노를 자주 표출하는 증상, 억제되지 않는 이상 행동, 수면 곤란, 식이 문제 등에 대한 질문들이 포함되어 있다.

노인우울척도(Geriatric Depression Scale, GDS) 검사 등을 통해서는 환자가 직접적으로 나타내는 우울의 정도를 평가할 수 있다.

이와 함께 현재 환자가 느끼고 있는 주요한 스트레스 원인이나 환자의 상태에 영향을 줄 것으로 예상되는 최근 경험들에 대해서도 평가가 이루어진다.

이와 같이 다양한 영역에 대한 면밀한 검사를 통해 환자의 인지기능 수준이 이전 상태에 비해 떨어져 있는지, 정상 수준을 벗어난 것이라면 그 정도가 얼마나 심한 것인지를 객관적으로 평가할 수 있으므로 신경심리 검사는 치매를 진단하는 데 유용한 정보를 제공해주는 매우 중요한 검사이다. 그리고 이러한 검사를 일정 기간마다 반복적으로 시행함으로써 치매의 정도가 시간이 경과함에 따라 악화 또는 개선되고 있는지 파악할 수 있으며, 치매 치료제를 사용한 경우 그 치료 효과를 객관적으로 판단하는 근거로 사용할 수 있다.

Column

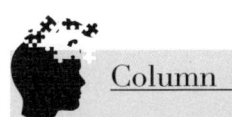

시계 그리기(11시 10분)

간단한 시계 그리기를 통해서 치매 환자의 인지기능 저하의 진행 경과를 관찰할 수 있다.

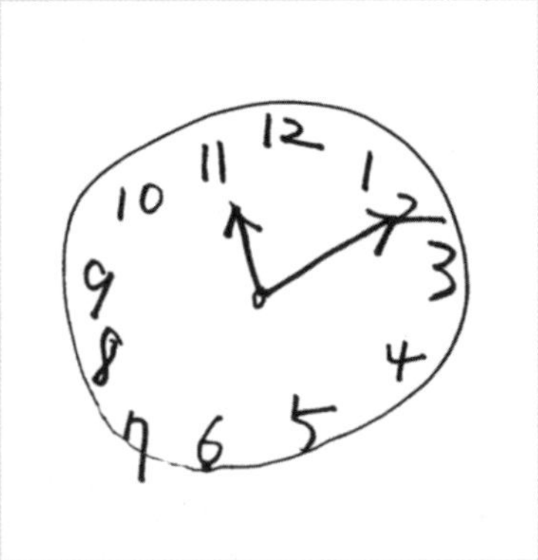

정상

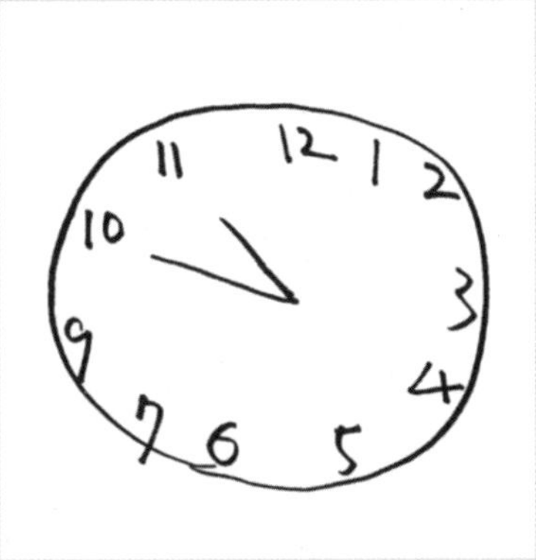

초기

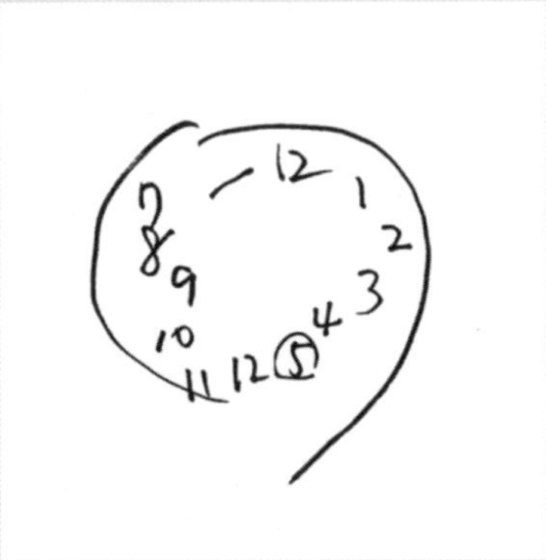

중기

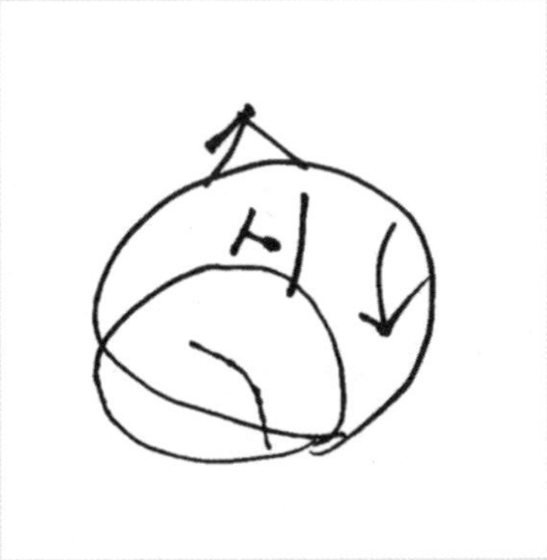

말기

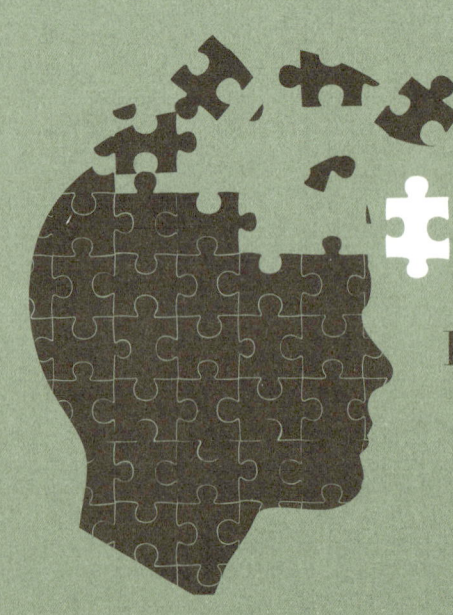

Do I Really Have
Alzheimer's
Disease?

PART 5

고쳐지는
치매도 있다

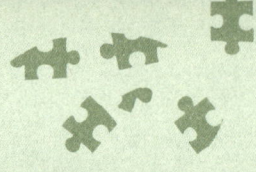

"아버님이 아무래도 치매인 것 같은데 병원에 모시고 가야겠어요.

큰 병원으로 가는 것이 좋겠죠?"

"그거 치매 고칠 수도 없다는데 큰 병원에 가면 뭘 해!"

치매는 고칠 수 없는 병이라 말하는 사람들이 많다.

과연...그럴까?

모든 치매가 다 고칠 수 없는 것일까?

치매의 원인 질환

치매는 단일 원인 또는 단일 병리 과정에 의해 발생되는 특정 질병명이 아니고 70~90여 가지의 다양한 병리적 원인에 의해 발생되는 일종의 증후군(Syndrome)이다. 이것은 마치 우리가 감기에 걸리면 어떤 사람은 기침, 콧물, 가래가 심하게 나타나고, 또 어떤 사람은 두통, 고열은 물론 목이 아프고 온몸이 쑤시기도 하며 설사가 동반되기도 하는데, 이와 같이 단순한 감기에도 어떤 감기 바이러스에 감염되었느냐에 따라 아주 다양한 임상이 나타나게 된다.

더구나 같은 감기 바이러스에 감염되었다 할지라도 각 개인의 건강 상태와 나이 그리고 면역력의 강하고 약함에 따라 쉽게 낫기도 하고 오래 고생하기도 하며, 때로는 생명을 위협하는 폐렴으로 발전하기도 한다. 이와 마찬가지로 어떤 원인에 의한 치매인지 또 환자의 병전 상태가 어떠했는지에 따라 치매의 양상은 아주 다양하게 나타날 수 있음을 쉽게 예견할 수 있다.

고칠 수 있는 치매도 있다

치매를 유발하는 원인질환들 중에는 치료 가능한 것들이 있다. 따라서 치매 증상을 가져오는 여러 가지 질환 가운데 치료 가능한 원인을 찾아내는 것은 매우 중요하다. 고쳐지는 치매의 경우, 시기를 놓치지 않고 치료를 서두르면 환자의 인지기능 및 일상생활력이 정상으로 돌아올 수 있다. 그러나 고쳐지는 치매라고 해도 적절한 치료시기를 놓쳐서 뇌에 돌이킬 수 없는 변화가 일어나 병이 고착화되면 증상이 호전되기 쉽지 않다. 고쳐지는 치매의 원인질환으로는 수두증, 만성 알코올 중독, 갑상샘 저하증, 비타민 결핍증, 만성감염질환, 경막하혈종, 우울증 등이 있다.

1 수두증에 의한 치매

우리 뇌는 뇌척수액이라고 불리는 투명한 액체에 둘러싸여 보호받고 있다. 뇌척수액은 뇌의 맥락얼기라는 구조물에서 생성되어

뇌척수액의 흐름

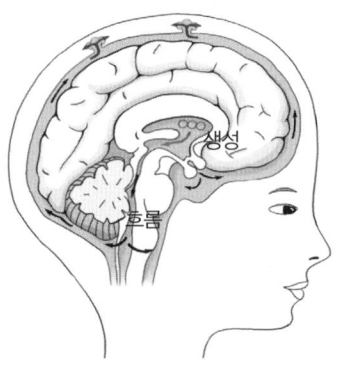

뇌 및 척수 사이의 공간을 흐른 후 거미막과립이라는 작은 틈으로 흡수되어 항상 일정한 양을 유지한다. 어떠한 이유에 의해서든지 뇌척수액이 많이 생성되거나 흐름이 차단되거나 또는 흡수가 감소되면 뇌척수액의 양이 두개강이나 척추강에 비정상적으로 많아지게 되는데 이런 상태를 수두증이라 한다(한 마디로 머리 속에 물이 꽉 차 있는 병이 수두증임). 뇌척수액의 증가로 뇌압이 올라가면 뇌실이 팽창되어 주위 뇌조직에 손상을 입힌다. 뇌종양, 감염, 뇌출혈, 외상, 선천성 기형 등에 의해 뇌척수액의 흐름이 막힌 경우를 폐쇄수두증이라 하며 뇌척수액의 흡수감소나 과잉생성에 의한 경우를 교통수두증이라 한다.

수두증 가운데 가장 흔하게 치매 증상을 보이는 형태의 수두증은 정상압수두증(수두증이지만 뇌압을 측정하면 정상이기 때문에 이런 이름이 붙여졌음)으로 서서히 진행하는 보행 장애, 요실금 그리고 인지 장애라는 3가지 증상이 특징이다. 주로 60대 이후에 발생하고 증상은 수개월 또는 수년에 걸쳐 발생하며 처음에는 치매보다는 걸음걸이가 나빠지거나 소변실수가 주된 증상인 경우가 많다. 보행 장애와 요실금에 이어 주의력과 자발성이 떨어지고 반응이 느려지는 전두엽기능 장애가 두드러지며 가벼운 기억 장애가 나타난다. 이후 치매가 진행되면 초기에는 문제가 없었던 언어기능과 시공간지각력을 포함하여 모든 인지기능의 저하가 생긴다.

정상압수두증은 특징적인 3가지 증상과 CT나 MRI 검사에서 뇌실이 커져 있는 소견이 보이면 임상적으로 진단할 수 있다. 뇌척수액을 30~50ml 정도 치료 목적으로 뽑아내면 증상이 일시적으로 좋아지는데, 보통 보행 장애는 척수액 제거 후 몇 시간이 지나서부터 효과가 나타나고 그 효과는 수일 동안 지속된다. 그러나 요실금

정상인과 수두증 환자의 뇌 MRI 사진

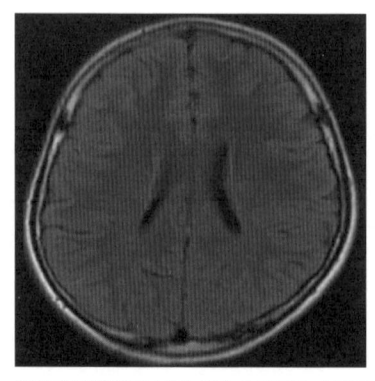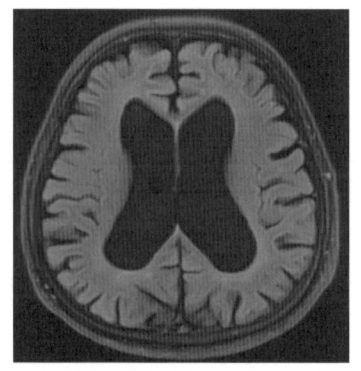

왼쪽의 정상인의 뇌에 비해 오른쪽은 수두증으로 인해 양측 뇌실이 확대된 모습이다.

이나 인지기능 장애가 좋아지는 경우는 드물다. 수두증의 치료는 뇌압을 낮춰줄 수 있는 약물을 투여하거나 반복적으로 뇌척수액을 뽑아내는 것이다.

그러나 근본적인 치료는 외과적 수술법이다. 뇌실과 복강을 관으로 연결하여 뇌실의 뇌척수액이 복강으로 흐르게 하는 션트 수술이 가장 효과적인 치료법이다. 뇌척수액 제거 후 일시적으로 증상이 좋아진 경우, 특징적인 3가지 증상이 생긴지 6개월 미만인 경우, 처음 나타난 증상이 보행 장애일 경우에는 수술 후에 증상의 개선이 이루어질 가능성이 높아진다.

2 알코올과 관련된 치매

만성적으로 알코올을 과량 섭취하면 뇌를 포함한 중추신경계에 영향을 미쳐 인지기능을 떨어뜨리고 결국에는 치매 증상이 나타난다. 알코올 성분 자체가 어떤 메커니즘에 의해 신경세포에 독성을 나타내고 보다 광범위한 뇌손상을 일으키는지는 확실하지 않다. 그러나 지속적으로 음주를 하고 있는 만성 알코올 의존 환자의 뇌 MRI를 촬영해 보면 대부분은 뇌부피가 줄어들어 있으며 뇌위축과 함께 인지기능 장애를 보인다. 이때 뇌위축과 인지 장애 정도는 알코올 섭취량과 관계가 있다.

알코올 남용에 의해서 발생되는 여러 가지 증상 가운데 집행 기능 장애, 감정조절의 어려움, 기억력 감퇴 등은 각각 단독으로 혹은 다른 증상들과 함께 나타나는 경우가 많은데, 이를 알코올 관련 치매(Alcohol Related Dementia)라는 용어로 뭉뚱그려 사용한다. 그러나 알코올 섭취를 중단하면 이러한 소견들은 어느 정도 회복되는 경향을 보인다.

또한 알코올 의존과 함께 티아민(비타민 B1)의 부족으로 베르니케 뇌병증이 발생할 수 있는데, 이 질환은 알코올 섭취 중단 후 급성기에 갑자기 안구운동 마비, 의식의 혼돈, 보행실조(술에 취한 사람처럼 걸음을 똑바로 걷지 못함)의 증상이 나타나는 특징이 있다. 고용량의 티아민 치료에 의해 안구운동 장애는 빠른 회복을 보이지만 걸음걸이 이상은 반응이 더디다. 또한 치료 시기를 놓치면 사망에 이를 수 있으며 코르사코프 증후군이라 부르는 심한 기억 장애가 발생하기도 한다.

코르사코프 증후군에서는 새로운 사실을 기억하지 못하는 선

베르니케 뇌병증의 뇌 MRI 사진

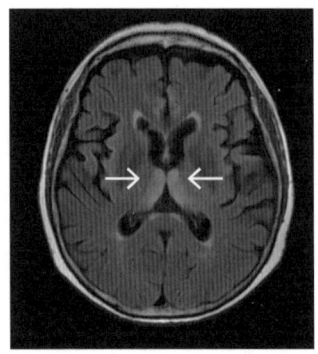

만성 알코올 중독 환자에서 나타난 베르니케 뇌병증의 뇌 MRI: 기억력에 관여하는 양측 시상에 백색 변성이 보인다.

행기억상실과 증상이 생기기 전의 기억을 회상하지 못하는 역행기억상실 두 가지가 모두 나타나는데, 많은 환자에서 자기가 기억하지 못하는 부문에 대하여 전혀 새로운 이야기를 꾸며내는 작화증을 보이기도 한다. 주로 유두체, 내측 시상과 같은 안구운동과 기억을 관장하는 부위에 병리적 변화가 생기는데 환자가 나타내는 증상과 일치한다.

또한 만성적 알코올 섭취는 간독성을 일으켜 의식 장애, 환청, 환시 손떨림 등 치매를 의심하게 하는 증상을 보이기도 하는데, 이러한 경우를 간성뇌병증(Hepatic Encephalopathy)이라 한다. 간성뇌병증은 간 기능 이상에 의해 혈액 중 암모니아 수치가 상승함으로써 생기는데 기저 질환인 간 기능이 회복되면 인지증상은 완전히 회복된다.

헤르페스성 뇌염 환자의 뇌 MRI 사진

기억중추인 해마를 중심으로 변화가 뚜렷하다.

3 감염성 질환과 관련된 치매

뇌의 감염이 생기면 주로 섬망이나 급성 신경학적 증상이 발생한다. 헤르페스성 뇌염은 특이하게 단기기억의 형성과 관계 있는 구조물들, 특히 해마나 띠이랑을 잘 침범한다. 조기에 항바이러스제를 투여해도 치사율이 높으며 사망하지 않더라도 심한 기억 장애의 후유증을 남기는 것이 보통이다.

신경계의 만성 감염에 의해서도 치매 증상이 나타날 수 있다. 만성 뇌수막염의 원인으로는 결핵, 곰팡이, 기생충 감염이 있는데, 치매나 행동 장애를 보이는 환자가 두통, 수막자극 증상을 보이면 만성 감염성 수막염을 의심해야 한다. 최근 들어 발생 빈도가 낮아지기는 하였으나 신경매독에 의한 인지 장애도 있다. 신경매독은 매독 감염 후 수년에서 수십 년 후에 발생하며 성격변화와 미세한 감정변화를 주로 보이는데, 혈액과 척수액 내의 매독항체를 확인하여 진단할 수 있다. 에이즈 감염도 인지기능 저하를 일으키는 감염병 가운데 하나이다. 감염된 혈액의 수혈이나 오염된 주사바늘 등에 의해 전염될 수 있다.

4 신경계의 다른 질환과 관련된 치매

치매를 일으키는 신경계질환 중에도 경막하혈종과 뇌종양은 치료가 가능하다. 경막하혈종은 외부의 충격이 가장 흔한 원인인데 주로 노인과 만성 알코올 중독자처럼 자주 넘어지는 경우에 생기기 쉽다. 영구적인 뇌손상이 생기기 전에 수술을 해야 하고 출혈량이 적으면 수술적 치료 없이 회복되기도 한다. 뇌종양의 경우에는 종양의 위치에 따라 다양한 치매증상을 보일 수 있고 종양을 제거한 후에 증상이 좋아지는 경우도 있다.

뇌종양 환자의 뇌 MRI 사진

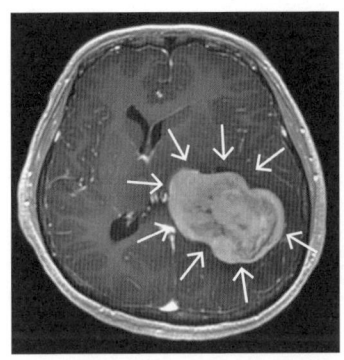

서서히 자라는 뇌종양의 경우 다른 이상 없이 치매가 첫 증상인 경우가 많다.

경막하혈종 환자의 뇌 MRI

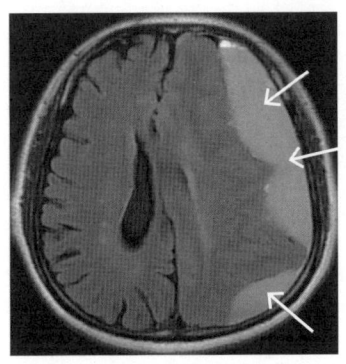

노인들은 통증에 비교적 둔감한 경우가 많아 치매를 유발할 정도의 큰 경막하혈종이 생겨도 오랫동안 이상 없이 지내는 경우도 있다. 이 경우 혈종을 수술적으로 제거하면 인지기능 회복을 기대할 수 있다.

5 전신질환과 관련된 치매

비타민 B1 · B12 결핍증, 엽산 결핍증, 비타민 D 결핍증, 갑상샘 저하증, 갑상샘 과다증, 부갑상샘 저하증, 전신홍반루푸스, 혈관염, 사르코이드증, 만성폐쇄성 호흡질환, 방사선조사, 저산소증, 투석 등의 전신질환도 치매의 원인이 된다. 각 질환에 따라 부족한 비타민이나 호르몬 불균형을 바로 잡으면 인지 장애를 호전시킬 수 있으나 만성으로 진행된 경우에는 호전이 어렵다. 그러나 만성질환의 경우라도 이를 교정하면 인지 장애가 진행하는 것을 억제할 수 있다.

인지기능 유지에 필요한 비타민이나 호르몬의 균형이 이루어지지 않으면 치매와 비슷한 증상을 나타낼 수 있다. 비타민 D는 우리 몸의 골격의 건강과 매우 밀접하게 관련되어 있는 것으로 알려져 있는데, 최근의 연구에 의하면 비타민 D 결핍이 뼈의 건강 이외에 여러 가지 다른 전신질환의 발생과 관련성이 높다고 한다. 그 중에서도 심혈관질환, 유방암, 당뇨를 포함한 대사성질환의 발생 위험이 높아지며 인지기능도 떨어진다.

그러면 비타민 D와 인지기능이 어떻게 연관되어 있는지 조금 더 자세히 살펴보기로 하겠다. 비타민 D 수용체는 뇌의 전 영역에 걸쳐 분포한다. 이는 뇌 기능을 원활히 하기 위해 비타민 D의 역할이 그만큼 중요하다는 뜻이다. 비타민 D는 신경세포를 보호해주는 '신경세포영양인자'와 신경세포를 작동하게 하는 '신경전달물질'을 합성하는 기전에 관여하며 기억에 중요한 뇌 구조물에 존재하는 수

용체들의 기능을 조절하기도 한다. 또한 비타민 D는 신경세포에 독성물질로 작용하는 아밀로이드단백을 제거하는 기능을 활성화시키며, 신경세포 안쪽에서 칼슘 균형을 유지하여 신경세포가 최적화된 기능을 유지할 수 있도록 해준다.

그런데 햇빛에 노출되는 기회가 제한된다거나 음식으로 섭취하는 비타민 D가 부족하게 되면 비타민 D 결핍 상태가 되는데, 노인의 경우 거의 50%가 비타민 D 결핍 상태인 것으로 파악된다. 따라서 앞서 언급한 비타민 D와 관련된 신경세포의 모든 기능이 저하될 수 있음을 예상할 수 있다. 그러므로 비타민 D가 부족해지면 기억력 저하가 심해지며 치매 발생 위험이 높아진다.

기억력 유지에 중요한 비타민은 B군에 속하는 엽산(Folate)인데, 이는 초록색 식물에 분포되어 있어 '나뭇잎'을 뜻하는 라틴어인 'Folium'에서 유래되었다. 엽산은 우리 몸에서 유전 정보를 전달하는 DNA 합성과 기능 유지에 중요한 역할을 한다. 엽산은 또한 태아가 잉태되어 우리 몸에 처음 신경기관이 만들어지는 시기에 신경관 형성에 매우 중요한 역할을 하며 이후 일생에 걸쳐 신경세포의 성장에도 관여한다. 더구나 엽산은 또 다른 신경계 비타민이라 할 수 있는 B12와 함께 신경세포가 손상된 후 재생이나 회복능력에 필수적인 요소이다.

이 비타민 B군들은 미토콘드리아 기능 이상 때문에 생길 수 있는 신경세포의 산화손상(Oxidative Stress)을 억제하는 필수아미노산인 메치오닌(Methionine) 대사에도 영향을 미친다. 만약 엽산과 비타민 B12가 부족해지면 메치오닌 대사가 원활하게 이루어지지 않아 독성 아미노산인 호모시스테인(Homocysteine)이라는 물질이 과도하게 만들어진다. 이렇게 되면 연쇄적으로 산화성스트레스, 아밀로이드, 과인산화된 타우단백과 같은 신경독성물질들이 쌓여 점차 신경세포기능이 퇴화되며 결과적으로 인지기능이 감퇴되어 알츠하이머병 발생 위험도가 높아진다. 식재료에 함유되어 있는 엽산 중 절반 이상이 식품을 조리, 가공하는 과정에서 소실된다. 특히 지나친 가공과정을 거치면 엽산의 대부분이 파괴될 수밖에 없다. 따라서 신선한 야채를 최소한의 조리 과정을 거쳐 섭취하는 것이 중요하다.

6 우울증에 의한 치매(가성 치매)

기억력이 떨어지면 치매라고 생각하기 쉬운데 치매가 아닌 경우도 있다. 노인에서는 우울증이 치매와 비슷한 증상으로 보이는 경우가 많은데, 기억력이 떨어진다고 병원에 오는 노인들 중에는 우울증인 경우가 많다. 이것을 가성 치매라고 부른다.

가성 치매는 뇌손상이나 뇌위축으로 생기는 것이 아니므로 좋아질 수 있다. 가성 치매는 증상의 진행 속도가 빠른 편이고 갑자기 나타나는 경우가 많다. 환자 스스로가 기억력 저하나 신체적인 증상을 호소하고 의욕 저하가 흔한 증상이다. 가성 치매의 경우 적극적으로 치료를 하면 증상이 좋아질 수 있으나 재발을 잘 한다. 따라서 약물치료와 함께 심리적 지지와 사회적 치료가 병행되어야 한다. 치매의 경과 중에 우울 장애의 발생이 높으므로 우울증에 의한 가성 치매인지 치매의 경과 중 보이는 우울 장애인지를 가려내는 것이 중요하다.

갑상선 기능이 저하되면 늘 피곤하고 기억력이 떨어질 수 있다. 갑상선은 전신에 매우 중요한 역할을 하는 갑상선 호르몬을 분비하는 샘으로 목에 위치한다. 갑상선 호르몬은 활동에 필요한 에너지 생산을 조종하며 심박동수, 근력, 기억력까지 조절한다. 특히 노인들의 경우 갑상선 기능 저하의 초기 증상으로 기억력 저하만이 나타나는 경우도 있다. 갑상선 기능은 간단한 혈액 검사로 확인할 수 있으며 갑상선 기능 저하 시 갑상선 호르몬제를 복용하면 기억력이 회복되고 몸의 대사과정이 증가되어 생기가 넘치게 된다.

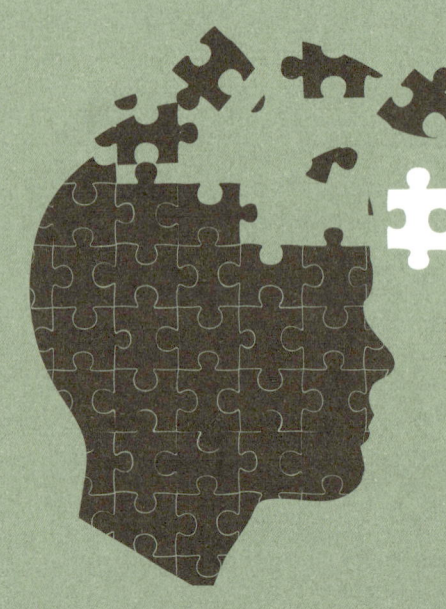

Do I Really Have
Alzheimer's
Disease?

PART 6

알츠하이머병이 뭐지?

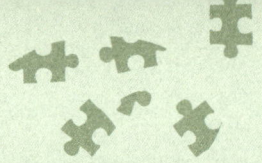

"알츠하이머병? 그게 뭔가요?"

"알츠하이머병이 치매랑 같은 뜻인가요?"

"알츠하이머병은 유전되는 질환인가요?"

요즘에는 '알츠하이머병'이라고 하면 전혀 생소한 병이라고 하기보다는 몇 번 들어본 적이 있다고 말씀하시는 환자가 가족들이 많다. 알츠하이머병은 〈내 머리 속의 지우개〉라는 영화에서 여주인공의 병명으로 나오면서 사람들에게 알려졌다. 영화 속 주인공처럼 젊은 나이에 걸려 금방 죽게 되는 치매로 대중들에게 알려지면서 많은 사람들이 두려움을 갖게 되었다. 그러나 알츠하이머병이 어떤 병인지, 치매와 같은 말인지 그 개념에 대해서는 정확하게 알지 못하는 경우가 많다.

치매를 일으키는 질환들은 퇴행성질환, 혈관질환, 대사질환, 내분비질환 등 여러 종류가 있으나, 가장 흔하고 대표적인 것은 퇴행성질환이다. 이번 장에서는 치매를 일으키는 퇴행성질환 중 대표 질환인 알츠하이머병에 대해 알아보기로 한다.

CHAPTER 1
퇴행성질환

독자 여러분들은 아마 '퇴행성 관절염', '퇴행성 척추질환', '퇴행성 디스크병'과 같이 '퇴행성'이라는 단어로 시작되는 질환들에 대해 많이 들어 보았을 것으로 안다. 사전적 정의상 시간이 경과함에 따라, 즉 노화가 진행됨에 따라 신체의 구조가 퇴화되고 기능이 감퇴되는 것을 퇴행이라 한다. 따라서 노화 이외의 기전으로는 잘 설명되지 않는 만성 노인성질환들이 대개 이 퇴행성질환에 속하게 된다.

퇴행성 변화는 뇌신경계에서도 나타나는데, 점차 우리의 평균 수명이 연장되어 가는 만큼 퇴행성 뇌질환의 발생도 꾸준히 증가하고 있다. 지금 우리가 다루고 있는 치매도 예외는 아니어서 원인이 분명한 혈관성 치매 이외에 알츠하이머병, 전두측두엽 치매(최근에는 '전두측두엽 퇴행'이라는 용어를 더 많이 사용함) 및 파킨슨병 치매는 가장 대표적인 퇴행성 뇌질환에 속하는 것들이다.

알츠하이머병이란 무엇인가?

알츠하이머병은 1907년 독일의 정신과 의사인 알로이스 알츠하이머(Aloid Alzheimer) 박사가 자신이 치료하던 50대 중반의 여성 치매 환자를 의학적으로 자세히 기술하면서 알려진 것으로, 그의 스승인 크라펠린(Krapelin) 교수가 알츠하이머 박사의 연구 업적을 기리기 위해 처음 붙여준 병명이다. 당시의 병상기록에 의하면 알츠하이머 박사의 환자가 보였던 증세는 오늘날 말기 치매 환자에서 흔히 관찰되는 증상들과 매우 유사하였던 것을 알 수 있다. 즉, 기억과 방향 감각이 없어져서 자기 병실을 찾지 못하고, 다른 사람이 자신을 해치려 한다는 피해 망상이 있었으며, 혼자 있는 방안에 누군가 다른 사람이 있다고 소리를 지르며 쫓아내는 행동을 하는 환시, 환청 증상이 심하였다.

환자가 사망한 후 알츠하이머 박사가 환자의 뇌를 부검하여 현미경으로 관찰하였는데, 당시까지 전혀 알려지지 않은 비정상적인 단백질이 뇌에서 관찰되어 이를 학계에 발표함으로써 처음으로 이 병의 존재가 확인된 것이다. 당시 알츠하이머 박사가 환자의 뇌 조직에서 처음 발견했던 두 가지 이상 단백질(현재는 각각 아밀로이드 단백, 과인산화타우단백이라는 어려운 의학용어를 사용함)이 100여 년이 지난 오늘날까지 알츠하이머병을 확진하는 기본이 되고 있다. 이 두 가지 단백질은 정상적으로도 우리 체내에서 생성되어 신경세포의 구조와 기능을 유지하는 데 매우 중요한 역할을 한다.

그러나 노화나 스트레스 등에 의해 생리적 활성이 끝나게 되면 이 단백질들은 일종의 세포 독성물질로 남게 된다. 정상적으로는 세포 내에 존재하는 제거 효소에 의해 파괴되어 배출되어야 하는데 나이가 들어갈수록 신경세포 기능이 저하되기 때문에 독성물질 제거가 불완전하게 되고 점차 뇌조직에 쌓여가게 된다. 최근까지 이루어진 광범위한 분자신경생물학 연구에 의하면 이러한 이상 단백질은 40세 전후로 나타나기 시작하여 20년 혹은 그 이상의 기간을 거쳐 신경세포가 기능을 잃어갈 때까지 지속적으로 축적되는 것으로 밝혀졌다.

이러한 뇌조직의 병리적 변화는 환자에서 나타나는 인지기능 저하의 진행 속도와 관련성이 높다. 앞서 언급한 바와 같이 치매는 정상적으로 발달한 인지기능이 후천적 원인에 의해 뇌세포의 손상이 유발되고 이로 인해 다발성인지 장애와 유지가 힘들어지는 질환군이다. 즉, 치매는 어느 날 하루아침에 갑자기 찾아오는 병이 아니라 적어도 20년 이상 서서히 반복되는 작은 뇌 손상에 의해 독성 단백질이 뇌에 축적되어 나타나는 만성질환이다. 따라서 치매도 노화와 더불어 잘못된 식습관, 운동부족, 정신적 및 신체적 스트레스에 의해 가속화되는 일종의 생활습관병의 범주에 속하는 질환이라 할 수 있다. 그러므로 일반적으로 알려진 치매의 위험 인자를 조기 발견하여 이를 차단하면 치매의 발병 위험을 낮추거나 이미 발병된 경우라 하더라도 그 진행 속도를 완화시킬 수 있을 것이다. 단, 치매의 증상이 주위의 다른 사람 눈에도 드러날 정도라면 그 환자의 뇌는 이미 약 70~80% 가량의 기억세포가 손상되어 있는 상태이므로 이미 치료 시기는 늦은 것이라 할 수 있다.

초기 단계의 알츠하이머병 환자들의 기억 장애는 오늘 아침식사는 무엇을 했는지, 휴일인 어제는 무엇을 하고 지냈는지와 같이 최근의 일들을 기억해내지 못하는 것이 특징이다(이와 같은 기억을 학술적으로는 일화기억 또는 삽화기억(episodic memory)이라는 용어를 사용함). 그러나 환자들은 과거의 기억, 예를 들면 초등학교 시절의 친구와 재미있게 지냈던 일, 학교 담임선생님과의 에피소드, 첫 번째 봄소풍은 어디로 갔으며 날씨는 어떠했고 심지어는 보물찾기에서 받은 상품이 무엇이었는가까지 그 곳에서 일어났던 일들은 비교적 소상히 기억하기도 한다.

그러나 병이 진행하면 최근 기억은 물론 과거 기억을 포함한 모든 인지기능들이 소실되어 아주 기본적인 것 조차도 다른 사람의 도움을 받아야만 하는 지경에 이르게 된다. 대부분의 경우 말기 알츠하이머병 환자들은 체중이 감소하고, 영양 상태가 저조하며, 스스로의 움직임이 적어져 면역력이 급격히 악화된다. 따라서 욕창이 발생하기 쉽고, 폐렴이나 요로감염이 발생하면 이차적으로 패혈증이 생겨 직접적인 사망 원인이 되기도 한다. 그러면 알츠하이머병 환자의 뇌에 도대체 어떤 변화가 생겨 치매 증상이 생기는지 궁금하지 않을 수 없다.

CHAPTER 3

알츠하이머병 환자들의
뇌의 변화

알츠하이머병으로 사망한 환자의 뇌를 육안으로 관찰해 보면 한 눈에 뇌가 쭈글쭈글하게 쪼그라든 것을 확인할 수 있다. 이를 뇌위축이라 한다. 건강한 정상인의 뇌 무게는 약 1,200~1,500그램 정도인데, 알츠하이머병에 걸린 사람의 뇌 무게는 약 900그램 정도 내외로 정상인에 비해 약 1/3 정도 가벼운 것을 알 수 있다. 이는 그만큼 뇌가 손상되어 없어진 것을 의미한다. 알츠하이머병 환자의 뇌를 현미경으로 검사해 보면 일관성 있는 병리적 변화를 관찰할 수 있는데, 특징적인 소견을 요약해 보면 다음과 같다.

'아밀로이드'라는 이상 단백질이 뇌조직 내에 쌓이게 되는데, 처음에는 작은 점으로 시작하며 오랜 기간에 걸쳐 점점 커져 직경 약 15~100마이크로미터(uM)의 구 형태(공 모양)를 이룬다. 이를 '노인반'이라 한다. 이 노인반은 아밀로이드 단백 이외에 신경세포의 수상돌기, 교세포 등 여러 가지 성분으로 구성되어 있으며, 그 중

정상인의 뇌와 알츠하이머병 환자의 뇌

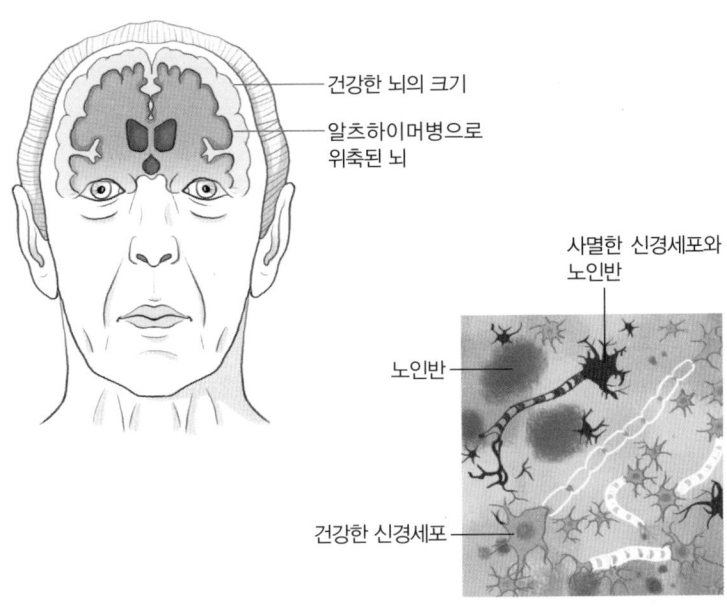

건강한 뇌의 크기

알츠하이머병으로 위축된 뇌

사멸한 신경세포와 노인반

노인반

건강한 신경세포

현미경으로 본 모양

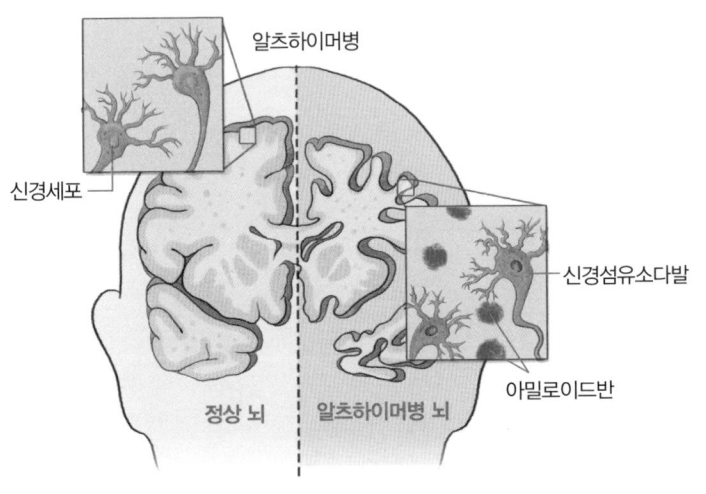

알츠하이머병

신경세포

신경섬유소다발

아밀로이드반

정상 뇌 알츠하이머병 뇌

아밀로이드 단백이 신경세포에 독성물질로 작용한다. 또 다른 이상 단백질은 주로 신경세포 안쪽에 쌓이는데 과인산화(인산염이 많이 결합됨)된 타우단백이 실타래가 엉킨 것과 같은 구조를 보인다. 이를 '신경섬유소다발'이라 하는데 신경세포 안쪽의 물질 이동 통로를 막히게 함으로써, 결국 신경세포가 정상 기능을 못하고 죽게 된다. 위의 두 가지 물질, 즉 신경세포 바깥에 쌓이는 노인반과 신경세포 안쪽의 신경섬유소다발로 인하여 신경세포 숫자가 감소되고, 또한 신경세포 사이의 연락망이라 할 수 있는 시냅스 수도 현저하게 감소되어 신경세포 상호간 정보교환이 어렵게 된다.

이러한 일련의 신경세포기능 저하가 기억력 감퇴를 포함한 인

노인반과 신경섬유소다발

정상

알츠하이머병

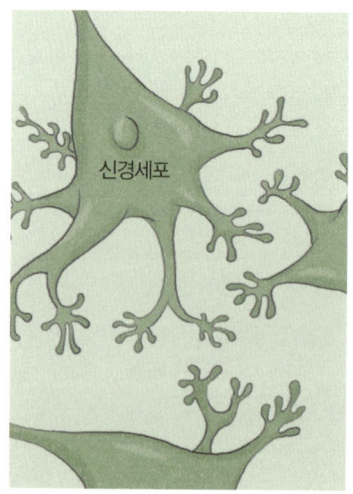

신경세포

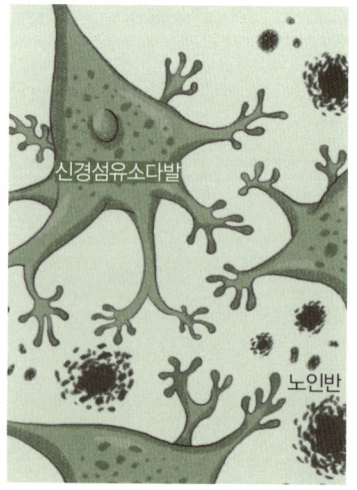

신경섬유소다발

노인반

지기능 장애로 표출되는 것이다. 결국 건강한 신경세포를 얼마나 오랫동안 잘 유지하는가에 따라 치매가 발생할 수도 있고, 노인이 되어서도 젊은이 못지 않은 인지기능을 유지할 수도 있는 것이다.

CHAPTER 4

알츠하이머병의
일반적 특징

알츠하이머병은 치매를 유발하는 가장 흔한 질환이다. 전 세계적으로는 약 2,500만 명 이상의 환자가 있으며 나라마다 약간의 차이가 있으나 모든 치매 환자의 약 2/3를 차지한다. 우리나라 노인 인구가 약 500만 명인데 이중 치매 환자가 약 45만 명 정도이고 그 중 절반이 알츠하이머병이라면 현재 23만~25만 명이 알츠하이머병에 해당된다.

알츠하이머병 환자는 다양한 영역에 걸쳐 인지 장애를 보이는데, 이는 대뇌 피질의 전 영역에 걸쳐 퇴행성 변화가 나타나기 때문이다. 그런데 증상이 시작되었더라도 아주 서서히 진행하기 때문에 언제부터 첫 증상이 시작되었는지, 또 언제부터 어려움이 있었는지 그 시점을 확인하기는 매우 어렵다. 따라서 증상이 나타나고 보호자가 이상한 점을 인식하여 병원을 방문하는 시점은 훨씬 늦게 마련인데, 우리나라의 경우 첫 증상 발생 약 2.7년 정도 경과 후 병원을 찾는 것으로 알려져 있다. 이는 주요 선진국에서 첫 증상 발생 1.5년 이내에 처음으로 병원을 찾는 기간과 비교해 볼 때 매우 늦은 편인데, 아마도 환자나 보호자들이 처음 보이는 인지 장애를 병의 시작이 아닌 노화에 의한 자연스러운 현상으로 치부하기 때문일 것이다. 일반적으로 알츠하이머병은 병의 진행 정도에 따라 나타나는 증상들이 달라지게 되는데 실제 환자의 예를 살펴보기로 한다.

1 경증 알츠하이머병

65세 사업가인 김경증 씨는 평소 건강 관리를 하며 특별히 신체적 질환 없이 건강하게 잘 지내고 있었다. 업무상 평소 사람을 많이 만나는 편이며 예전부터 알던 사람들은 잘 기억하나 최근 만난 사람들의 이름을 기억하기가 이전보다 어려워졌다고 호소하였다. 이러한 증상들은 돌이켜 보면 약 4년 전부터 시작된 것 같았다고 하였다.

대학 학력으로 평소 돈 계산, 재정 관련한 일 처리에 문제가 없었으나 최근 1년 여 전부터는 이전에 비해 곱셈이 안되어 여러 번 확인하는 일이 잦아졌고 중요한 약속을 하고서도 날짜나 시간을 정확히 기억하지 못하여 불안한 기분이 든다고 하였다. 그 외 사회활동이나 기존에 수행하던 취미, 일상생활에는 큰 지장이 없었으며 신체검사와 다른 신경학적 진찰에서 이상 소견은 관찰되지 않았다. 신경심리 검사에서 MMSE(간이

경증 알츠하이머병 환자의 뇌 MRI 및 PET 사진

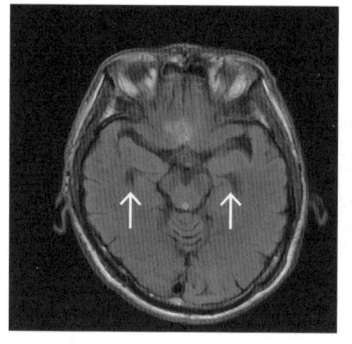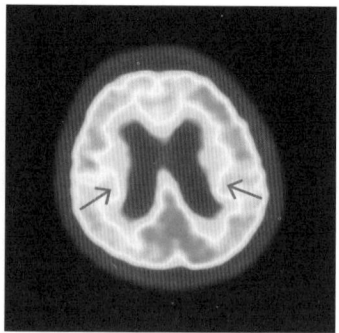

왼쪽은 MRI 사진으로 내측 측두엽의 경한 위축(화살표)이 관찰되고, 오른쪽은 PET 사진으로 양측 두정엽의 당대사 감소(화살표)가 보인다.

정신상태 검사) 점수가 24점으로 학력에 비해 약간 저하되어 있었고 약간의 우울감과 무감동증이 확인되었다. MRI 검사에서 해마를 포함한 약간의 뇌위축이 관찰되었으며 뇌경색과 같은 다른 뇌질환의 소견은 보이지 않았다. 뇌 PET 검사에서는 당 대사가 감소되어 초기 알츠하이머병에 합당한 소견을 나타냈다.

앞의 환자와 같이 초기 알츠하이머병 환자들을 살펴보면 처음 증상이 매우 모호하여 이상한 점을 찾아내기 힘들 때가 많다. 더구나 환자는 자신의 문제점에 대해 잘 알지 못하고 또 관심을 별로 기울이지 않는 것이 보통이다. 그러나 이렇게 병식이 결여되어 있고 무관심을 보이는 것 자체가 초기 증상인 경우가 많다. 더구나 자세하게 문진해 보면 분명한 최근 기억 장애가 있고, 기억 장애 이

외에 의사소통, 계산하기, 글쓰기, 길 찾기, 계획 세우기와 같은 다른 영역에 최소 한 가지 이상의 인지기능 장애가 있어 일상생활의 기능 장애가 있음을 알아낼 수 있다. 기능 장애는 환자마다 차이가 있지만, 금전관리와 길 찾기 장애가 가장 흔히 나타나는 증상이다. MMSE 검사에서는 대체로 20~26점 사이의 점수에 해당하며, 가장 뚜렷한 인지 장애는 기억 장애이다. 주로 최근 기억 장애가 나타나는데, 같은 질문을 반복하고 대화 도중 주제를 잊거나 적절한 단어를 찾아내는 데 어려움을 느낀다.

그러나 언어의 유창함이나 이해력은 어느 정도 보존되며 과거의 기억은 비교적 잘 유지한다. 여러 단계의 인지기능의 전환이 요구되는 복잡한 과제를 수행할 때는 판단력과 문제해결 능력 장애가 관찰되기도 하나, 이러한 장애는 병전의 환자의 지적 능력이나 직업적 능력에 따라 차이가 있다. 경도의 알츠하이머병 환자의 대부분에서 블록 쌓기나 복잡한 도형 따라 그리기와 같은 시각적 구성능력의 장애가 관찰된다.

행동 장애로는 성격변화가 두드러지게 나타날 수 있는데 주변 일에 관심이 줄어 위 환자의 예에서처럼 사회적으로 위축되거나 무감동을 보이고 때로는 초조나 탈억제가 나타나기도 한다. 이 시기에는 시간과 장소에 관한 인지능력이 떨어지고 익숙하지 않은 곳에서 방향감각이 떨어져 운전이나 집 찾기가 힘들어진다.

경증 알츠하이머병 환자는 쉬운 일상 업무수행을 지속할 수 있고 또 지속하려는 노력을 보인다. 환자는 자신이 느끼는 어려움을 스트레스나 수면부족 또는 단순히 나이가 들어서 생기는 현상 탓으로 돌리기도 한다. 또한 익숙한 일과 낯익은 장소에만 머무는 경향이 있어 항상 같은 옷 입기를 고집하거나 같은 종류의 음식만 먹으려 하며 새로운 일이나 생소한 상황을 피하려 한다. 기억 장애가 뚜렷해지는 것을 느끼면 자신에 대한 분노, 좌절, 무력감 등으로 이어지며 우울증이 이 시기에 흔히 발생한다.

2 중등증 알츠하이머병

63세의 남자 이중등 씨는 가정용 정수기 외판원으로 3~4년 전부터 기억력이 점차 떨어지는 것 같아 부인의 권유로 병원을 찾게 되었다. 50대 초반에 당뇨가 발견되어 식이요법과 당뇨약 복용으로 혈당 조절은 비교적 잘 되는 편이었다. 처음에는 물건을 놓은 장소를 깜박 잊거나 가끔 당뇨약 복용을 못하는 일이 생겼고 1년 전부터 정수기 설치 후 돈 계산을 착각하는 증상이 있었으나 심하지는 않았다고 하였다. 진료 예약일 하루 전에는 진료 예약 시간이 언제인지 반복해서 물어보았고, 예약 당일에는 진료 시간이 9시인데 새벽 6시부터 외출복을 입고 왜 빨리 병원에 가지 않느냐고 조바심을 내었다.

진찰 도중 환자는 다른 사람들과 대화 도중 필요한 단어나 적절한 표현을 떠올리지 못해 답답한 적이 많다고 호소하였다.

2년 전에는 손자가 군입대한 것을 잠시 잊고 어디 갔느냐고 물어보았으며, 집을 잃어버린 적은 없으나 낯선 길에서는 목적지를 찾지 못하고 오랫동안 헤맨 적이 있어 운전하기가 힘들다고 하였다. 날짜와 시간을 잘 기억하지 못해 항상 메모를 한다고 하고 최근에는 고객과의 약속을 잊는 경우가 많아 직장에서 퇴사를 권유 받은 상태이며 이로 인해 의욕을 잃고 모든 일에 자신감이 없어졌다고 하였다. MMSE 점수는 19점이었고 MRI 및 PET 검사에서 뇌위축 소견이 뚜렷하며 당 대사는 두정엽에서 현저하게 감소되어 있었다.

중등도 알츠하이머병 단계에서는 직업적 업무수행, 사회활동과 같은 고위 기능의 장애뿐만 아니라 개인 위생, 몸치장, 옷 갈아

중등증 알츠하이머병 환자의 뇌 MRI 및 PET 사진

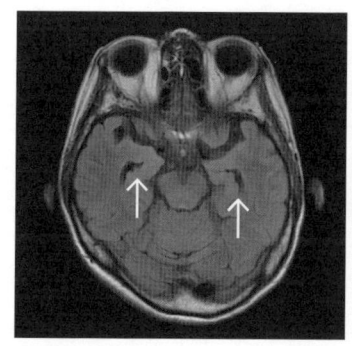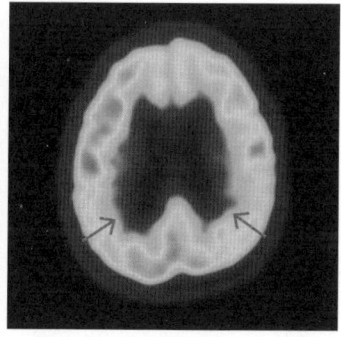

왼쪽은 MRI 사진으로 내측 측두엽의 위축(화살표)이 두드러지고, 오른쪽은 PET 사진으로 당 대사가 현저히 감소(화살표)된다.

입기와 같은 간단한 기능의 장애도 눈에 띄기 시작한다. 자주 만나지 않았던 친척들을 알아보지 못할 때도 있고, 운전을 하거나 복잡한 기구 다루기 등을 하지 못하게 된다. MMSE 검사에서는 점수가 대략 10~19점 사이에 해당하며, 이 단계에 이르면 언어기능 장애가 분명하여 대부분 환자에서 일상적 대화가 제대로 이루어지지 못한다. 또한 읽기, 쓰기를 포함한 종합적 언어기능이 떨어져 다른 사람과의 의사소통 능력이 많이 떨어진다.

그리고 최근 일은 거의 기억하지 못한다. 시간에 맞게 약물을 복용하거나 가계부 정리처럼 계산력이 필요하거나 장보기 요리준비와 같이 계획성이 필요한 일을 처리하는 능력이 현저히 감소되어 유지에 어려움이 생긴다. 자기가 살고 있는 집을 다른 장소로 혼동하는 장소 지남력 장애 및 망상, 환시, 초조 등의 이상 행동증상이 흔하다. 이러한 증상은 해가 넘어갈 무렵부터 시작하여 야간에 심해지는 경향이 있어 '일몰 증후군(Sundowning)'이라 한다. 수면 장애도 자주 나타난다.

3 중증 알츠하이머병

고등학교 졸업 학력의 최중증 여사는 작은 식당을 경영해왔으나 돈 계산과 음식 조리가 힘들어져 요즘에는 며느리가 대신하여 식당 운영을 하고 있었다. 평소 고혈압이나 당뇨는 없었으며 머리를 심하게 다치거나 연탄가스에 중독된 일도 없었다. 함께 살고 있는 며느리에 의하면 기억 장애는 7~8년 전부터 시작되었으며 최근 들어 성격변화가 심해져 남편과 손주들에게 욕설을 퍼붓는가 하면 물건을 집어 던지는 등 공격적 행동도 나타났다고 한다.

기억 장애는 처음에는 이전에 살던 집이나 전화번호 등 기본적인 정보는 기억하였으나 점차 심화되어 2년 전부터는 본인이 경영하던 식당으로 가는 길을 전혀 알지 못하고 가깝게 지내던 사람도 누구냐고 묻는 일이 잦아졌다. 자녀 가운데 큰아들 외에 두 딸의 이름을 기억하지 못하였으며 최근에는 방금 식사를 하고도 밥을 먹은 사실을 기억하지 못하고 또 밥을 차려달라는 일이 잦아졌다고 한다. 현재는 단편적인 기억력만 유지되는 상태로 이해하기 어려운 단어를 내뱉거나, 간단한

중증 알츠하이머병 환자의 뇌 MRI 및 PET 사진

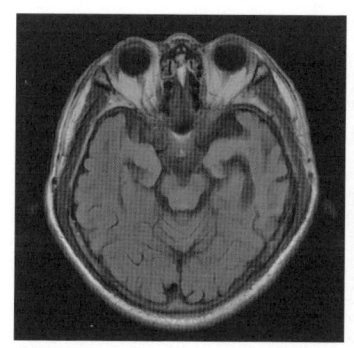 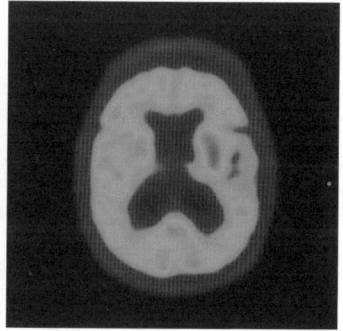

왼쪽은 MRI 사진으로 전체적으로 진행된 심한 뇌위축이 관찰되고, 오른쪽은 PET 사진으로 뇌 전반에 걸쳐 당대사의 현저한 감소가 보인다

질문에도 엉뚱한 대답을 하며, 도움 없이는 혼자서 목욕을 하거나 옷 갈아입기가 불가능한 상태였다.

1년 전부터는 사소한 일에 폭발적으로 화를 내고 특히 남편이 본인을 죽이려 한다며 소리를 지르는 일이 생겼다고 하였다. 남편이 외출 준비를 하면 다른 여자를 만나러 간다고 의심하며 밖에 나가지 못하게 하였다. 가끔 수면 중에 일어나 허공을 향해 말을 건네거나 혼자서 답을 하는 모습도 관찰되었다. 옷에 소변을 실수하는 일이 잦아져 기저귀를 착용한 상태였다. 약물 복용은 물론 식사하기, 몸 씻기, 옷 갈아입기 등 일상생활에 필요한 모든 행위를 혼자서 해낼 수 없기 때문에 보호자의 보살핌이 지속적으로 필요하였다.

신경학적 검사상 의식은 뚜렷하였고 운동 및 감각기능 검사는 정상이었다. 의사소통이 어려워 인지기능 검사는 불가능하였다. 뇌 MRI 검사에서 뇌위축이 매우 심하였으며 PET 검사에서도 뇌 전반에 걸쳐 당 대사가 감소되어 있어 신경세포 기능이 저하되어 있음을 한 눈에 알아 볼 수 있었다.

마지막 단계인 중증 알츠하이머병 환자는 더 이상 생각하거나 추론할 능력이 없어진다. MMSE 점수는 10점 미만인 상태이다. 과거의 기억조차 사라져 더 이상 가족을 알아보지 못하는 경우가 많다. 의미 있는 말을 하기 어렵고 남이 하는 말의 뜻을 이해하지 못하여 거의 말이 없는 상태로 지내게 된다. 식사, 몸단장, 옷 입기, 용변 등 가장 기본적인 생활기능 마저 항상 남의 도움을 받아야 하며 거의 24시간 동안 간병인의 관리가 필요하게 된다.

　또한 대변실금, 요실금이 생기며 전신쇠약이 발생하여 면역력이 극도로 약화되어 여러 가지 감염에 취약해진다. 음식물을 씹거나 삼키는 기능마저 떨어져 점차 체중이 감소되고 면역력 저하는 더욱 심해진다. 이 단계의 환자들은 스스로 움직일 수 없어 침상에 누워 지내게 되고, 결국에는 폐렴, 요로감염, 욕창과 같은 감염병 합병증으로 사망에 이르게 된다.

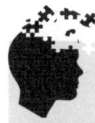

Column
치매의 단계는 어떻게 정해지는가?

치매의 심한 정도는 치매척도 검사(CDR: Clinical Dementia Rating, GDS: Global Deterioration Scale)를 사용하여 평가하게 된다. CDR의 경우 0점, 0.5점, 1점, 2점, 3점으로 구성되어 있고, 0.5점, 1점의 경우 경증, 2점은 중등도, 3점은 중증으로 본다. GDS는 1점부터 7점까지 1점 단위로 나누어져 있으며, 1점은 인지 장애 없음, 2~3점은 경미한 인지 장애, 4점은 중등도의 인지 장애, 5~7점은 중장의 인지 장애로 해석된다.
치매의 단계는 환자와 보호자의 면담을 통해 의사나 신경심리 전문가가 평가하도록 되어 있다.

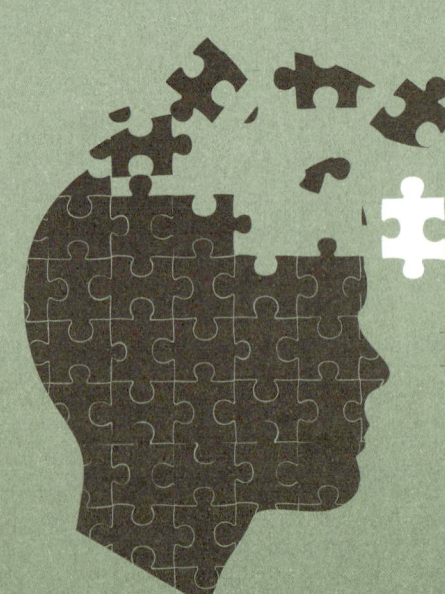

Do I Really Have
Alzheimer's
Disease?

PART 7

알츠하이머병이
아닌 치매들

치매는 크게 두 종류로 구분할 수 있다. 노화 이외에는 아직 잘 밝혀지지 않은 기전에 의해 신경세포가 지속적으로 탈락되어 나타나는 퇴행성 치매와 뇌혈관 이상에 의해 이차적인 신경변성이 일어나는 혈관성 치매로 구분할 수 있다. 퇴행성 치매로는 앞서 얘기한 알츠하이머병이 가장 대표적인 질환이고 이 외에 전두측두엽 치매, 파킨슨병 치매, 루이체 치매 등이 있다. 혈관성 치매는 여러분이 알고 있는 것처럼 뇌혈관병 때문에 반복되는 뇌경색(뇌혈관이 막히는 병)이나 뇌출혈(뇌혈관이 터지는 병)이 생기고 이 결과로 신경세포가 손상되어 나타나는 것을 말한다.

CHAPTER 1

다른 퇴행성질환에 의한 치매

1 전두측두엽 치매

가. 행동변이형 전두측두엽 치매

홍변형 씨는 초등학교를 졸업하고 장사를 하던 성실한 사람이었다. 젊어서부터 영수증을 10년씩 버리지 않고 모아두고 매일 가계부를 적을 만큼 돈을 아주 아끼고 철저하게 관리하던 사람이었다.

그런 홍씨가 50대 중반으로 접어들면서, 그에게 약간의 변화가 생기기 시작하였다. 다단계 사업에 빠져 평소에는 쳐다보지도 않던 상품들을 다른 사람의 말만 믿고 산 후 처리하지 못하는 등 금전적 손해가 자주 일어나기 시작한 것이다. 2~3년이 지나면서 이러한 소비 행태는 더 심해져서, 즉흥적으로 필요하지 않은 보험을 전화로 여러 개 들거나, 물건을 잘 알아보지도 않고 덥석 속아서 사오거나, 전동 칫솔 등 여러 개가 필요 없는 물건들을 반복적으로 사오는 행동을 보였다.

60세가 되면서 홍씨의 이러한 이상 행동은 가족들에게도 영향을 미치기 시작했다. 하루에도 수 차례 아들이나 딸에게 전화로 같은 내용을 물어 확인하거나 상황에 맞지 않는 행동 및 요구들이 늘어난 것이다. 홍씨는 며느리에게 예물로 준 다이아 보증서를 가져올 것을 요구하거나, 자신의 환갑 때 주문한 금의 양이 적다며 금의 양을 배로 주문하라고 지시하였다. 가족 모임을 하면서 외식을 해도 자신의 돈으로는 절대 계산하지 않으려고 하였다. 약속이 있으면 1~2시간 전부터 조급해하며 서둘러 가자고 가족들을 다그치기 일쑤였다.

그런데 이러한 행동과 성격의 변화와는 달리, 홍씨의 기억력은 매우 좋아서 1주일 전 친구 딸 결혼식에서 낸 축의금과 2주일 전 친척 장례식에서 낸 부의금의 액수를 정확하게 알고 계속 아까워했다. 평소 젊었을 때부터 반복해서 확인하고 돈을 아끼는 성격을 가졌던 홍씨라 이러한 변화를 그저 나이가 들어 생긴 변화라고 생각했던 가족들은, 홍씨가 점점 더 충동적이고 고집스럽게 행동하며 가족들의 걱정에는 무관심한 반응을 보이자 병원을 찾게 되었다.

위의 예와 같이 판단력이 결여되고 기본적 사회 예의 범절이나 상식이 없어져 병전에 비해 이상 행동이나 성격 이상을 보이는 질환을 '행동변이형 전두측두엽 치매'라 한다. 행동변이형 전두측두엽 치매의 경우 인간으로서의 기본적 욕구를 조절하고 다른 사람을 배려하며 기본적 상식에 의거하여 일을 정리하고 판단하는 기능을 가진 전두엽이 손상되어 나타나는 증상들이다.

일반적으로 전두엽(뇌의 앞쪽에 있어 전두엽이라 하며 우리말 용어로는 이마엽이라고도 함)의 기능은 크게 세 가지로 분류할 수 있다. 먼저 충동을 억제하는 기능이다. 앞서 예를 든 홍변형 씨의 사례에서는 이러한 충동 억제의 전두엽 기능이 손상된 경우를 잘 보여주고 있다. 우리들은 일반적으로 좋아 보이는 물건을 사고 싶지만 모두 사들이지는 않는다. 다이아몬드가 정말 보증된 것인지 아닌지 확인하고 싶지만 며느리에게 직접 보증서를 가지고 오라고 하지는 않는다. 역시 내 생일에 금을 많이 받고 싶지만, 가족들에게 배로 사달라고 당당하게 요구할 자신은 없다.

그러나 전두엽의 충동 억제 기능이 손상된 사람들은 물건을 과도하게 사들이고, 다이아몬드 보증서를 요구하고, 금을 배로 주문하라고 지시할 수 있다. 그 외에도 욕설을 하거나, 부부관계를 지나치게 요구하거나, 남 앞에서 옷을 벗고 다녀도 전혀 부끄러운지 모르는 증상을 보이기도 한다. 또, 반복적인 행동을 지속하게 되어 하루 종일 노래를 부르거나, 계속 손을 씻는다거나, 특정 물건을 모으는 행동을 보이기도 한다.

두 번째 전두엽의 기능은 계획과 판단력이다. 어떤 일을 결정할 때, 여러 경우의 수를 따져보고 가장 적절한 방법을 택하게 하는 융통성과 사고의 유연성, 판단력을 전두엽에서 담당한다. 다단계 사업자의 말을 들으면 다단계 방식이 그럴 듯 하고 곧 돈을 많이 벌 방법처럼 느껴지지만 많은 사람들이 다단계의 허점을 파악하고 어울리지 않는다. 보험회사에서 걸려온 전화를 받으면 곧 내가 무서운 병에 걸릴 것이 확실하고 날 돌봐줄 사람은 아무도 없으며 오로지 보험회사에 꼬박꼬박 납입한 보험금만이 나의 유일한 친구가 될 것 같지만, 곧 정신을 차리고 나에 대한 가족들의 사랑이 그 정도는 아닐 것이라 위안하며 그 동안 몰래 모아둔 돈과 보험들을 생각하며 정중하게 거절할 수 있다. 하지만 행동변이형 전두측두엽 치매 환자처럼 전두엽 손상이 두드러진 사람들은 사고가 단순화되고 판단력이 저하되어 있으므로 이들의 말에 쉽게 휘둘리게 된다.

마지막으로 전두엽의 중요한 기능 중의 하나는 의지를 담당하는 것이다. 매일 아침 시끄러운 알람 소리에 맞춰 위아래로 붙어버린 눈꺼풀을 억지로 떼고 잠자리에서 일어나는 것이 쉬운 일은 아니지만 손가락 끝, 발가락 끝까지 퍼져 있는 의지를 모두 모아 일어나 결국은 출근길 지옥철에 몸을 싣는다. 전두엽이 손상된 사람들은 이러한 의지 및 자발성이 없어지므로 매우 게을러지고 수동적으로 변하게 된다.

행동변이형 전두측두엽 치매는 초기에 전두엽 손상에 의한 증상들로 시작하여 더 진행하면 감정 파악과 표현에 대한 이해가 떨어

행동변이형 전두측두엽 환자의 뇌 MRI 사진

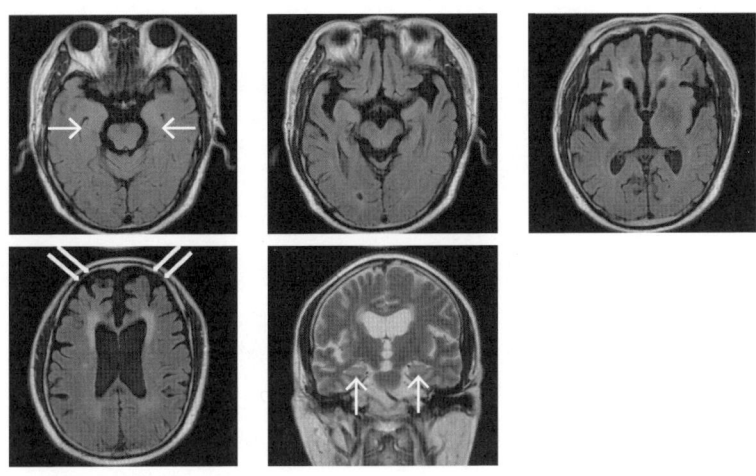

기억중추인 해마(화살표)의 크기는 작아지지 않았으나 전두엽(쌍 화살표)의 위축이 심하게 진행되었다.

지는 측두엽 손상 증상들을 보이게 된다. 이때까지는 최근 일에 대한 기억력 장애나 방향감각 소실 등 우리가 일반적으로 치매라고 생각했을 때 떠올리는 증상들은 전혀 나타나지 않으므로, 병원을 방문하여 검사를 받기 보다는 단순히 성격이 변하여 그렇다, 나이가 들어서 그렇다라고 치부하기 쉽다.

그러나 병이 더 진행되면 다른 인지기능 장애도 나타나게 된다. 말수가 줄어들고 다른 사람들이 한 말이나 자신이 말한 단어를 반복하는 증상을 보인다. 기억력과 시공간 능력도 결국은 저하되게 되고, 말기에 접어들면 대소변 관리가 되지 않고 식욕이 많이 늘어 과식을 하거나 움직임이 힘들어 자리에 누워 움직일 수 없게 된다.

나. 의미 치매

박안면 씨는 1960년대에 대학원까지 졸업한 엘리트이다. 과거에 증권회사에서 근무했기 때문인지 환갑이 넘어서도 빠른 판단력과 눈썰미가 빛나는 노신사였다.

그러나 60대 중반쯤부터 박씨의 행동에 이상 징후들이 포착되기 시작했다. 부인과 박안면 씨가 아파트를 산책하고 있을 때, 동네 사람이 박씨를 보고 반갑게 인사를 했으나 박안면 씨 자신은 그를 전혀 모르는 사람처럼 멀뚱히 쳐다보기만 한 일이 일어난 것이다. 부인은 박안면 씨의 행동에 다소 놀라긴 했지만, 시력이 떨어지고 나이가 들어서 그렇겠거니 하고 넘어갔다. 그러나 이러한 증상은 서서히 진행되어, 얼마 전에는 길을 걷다가 1주일 전 같이 식사까지 한 위층 형님을 보고도 알아보지 못하고 어물쩍 넘어가는 일까지 발생했다.

하지만 증권회사를 다니면서 모은 꽤 많은 자산을 관리하거나, 세금을 아끼는 방법 등에 관해서는 젊었을 때 못지 않은 총명함을 발휘하였고, 가족 여행 때 직접 운전하여 목적지도 찾아가고 지하철을 여러 번 갈아타고 가야 하는 제법 먼 곳도 혼자서 잘 찾아가기도 했다.

그러나 박안면 씨가 최근 소화가 잘 되지 않는다며 올해 들어서 벌써 4번째 위내시경 검사를 예약하고, 병원 혈액검사에서 당뇨가 없다고 했는데도 불구하고 건강보조업체에서 당뇨기가 있다는 소리를 듣고서는 두부만 먹기 시작하자, 가족들이 걱정되어 박안면 씨와 함께 병원을 찾게 되었다.

김어의 씨는 대학을 졸업하고 공기업에서 근무하다가 정년 퇴직한 멋있는 노신사이다. 그는 분위기 있는 곳에서 오래된 친구들과의 조용한 모임을 즐긴다.

그러한 김씨에게 최근 곤란한 일들이 생겼다. 대화를 할 때 단어가 떠오르지 않거나 단어의 의미가 얼른 생각나지 않는 것이었다. 그는 어제 새로 생긴 뷔페에서 가족들과 외식을 했다고 자랑하고 싶었지만, '뷔페'라는 말이 얼른 떠오르지 않아 콧대를 세워볼 금쪽 같은 기회를 잃었다. 또, 최근 나이가 나이인 만큼 '임플란트'에 대한 이야기가 많이 나왔는데, 도대체 '임플란트'가 무엇이었는지 기억이 나지 않아 대화에 참여할 수가 없었다.

모임은 무르익어 대화 주제가 경제 부문으로 넘어가면서 사태는 더 심각해졌다. 친구 중 한 녀석이 FTA를 하면 좋니, 나쁘니 하며 침을 튀기며 흥분하기 시작하였고 다른 친구들도 다들 사또 옆 이방처럼 한 마디씩 하는데, 김어의 씨는 FTA가 무엇이었는지 기억이 도통 나지 않아 날카로운 한 마디를 할 수가 없었다. 친구들은 김어의 씨가 요즘 말수가 줄었다며, 늙어가는 티 내지 말라고 구박들이다.

단어에 관련된 문제를 제외하고는 기억력을 포함한 김어의 씨의 인지능력에는 전혀 문제가 없었다. 한 번 가본 손주 녀석 유치원도 잘 찾아갔고, 아파트 관리비를 포함한 각종 공과금 처리, 은행 몇 곳에 예금되어 있는 자산도 모두 김어의 씨가 관리하였다. 김어의 씨는 정말 나이가 먹어서 그러겠거니, 대화가 수준 높아서 그렇겠거니 하며 대수롭지 않게 여기고 있었는데, 이러한 변화는 얼마 가지 않아 가족들에 의해서도 감지되어 병원을 방문하게 되었다.

의미 치매는 '측두형 전두측두엽 치매'라고도 하며, 말 그대로 측두엽이 먼저 손상되고 이에 대한 증상들이 두드러지게 나타나는 질환이다. 측두엽은 오른쪽과 왼쪽이 담당하는 역할이 다르므로 어느 쪽부터 손상이 시작되느냐에 따라 그 증상에 차이가 있다. 오른쪽 측두엽은 주로 얼굴을 알아보는 기능을 담당하고, 왼쪽 측두엽은 단어의 의미를 파악하는 역할을 한다. 친하게 지내던 동네 사람들의 얼굴을 잘 알아보지 못한 박안면 씨가 오른쪽형 의미 치매 환자이고, 단어의 의미를 잘 알지 못해 어려움을 겪던 김어의 씨가 왼쪽형 의미 치매 환자이다. 왼쪽형 의미 치매 환자가 오른쪽형 의미 치매 환자들보다 약 3배 많다고 알려져 있다.

박안면 씨가 보여준 증상(동네 사람이나 위층 형님을 알아보지 못하는 증상)을 얼굴인식불능증(Prospagnosia)이라고 한다. 얼굴인식불능증은 남자인지 여자인지, 나이가 많은지 적은지는 구별하지만 얼굴이 지닌 의미는 알지 못한다. 그러나 기본적인 시각적 능력은 살아있기 때문에 똑같은 모양이나 물체를 짝짓거나 그림을 베껴 그리는 것은 가능하다.

김어의 씨가 호소하는 증상은 우리의 부모님, 아니 자신에게도 일어나는 흔한 증상이라고 할 수도 있다. 친구들과 대화를 나눌 때 촌철살인의 한 마디를 해야 하는데, 그 상황에 딱 맞아 떨어지는 바로 그 단어가 생각나지 않거나, 어제 본 드라마의 주인공을 길거리에서 봤는데 도대체 그의 이름이 생각이 나지 않아 이야깃거리의 중심에 올려놓지 못하는 경우들이 종종 일어난다.

그러나 우리들이 가진 이러한 증상이 김어의 씨가 보여준 의미 치매와 구분되는 점이 있다. 바로 김어의 씨와 같은 의미 치매 환자들은 서서히 발병하여 진행하는 임상 경과를 보인다는 것이다. 초기에는 흔히 사용하는 단어에 대한 의미는 유지되므로 이런 답답한 상황이 가끔씩만 연출되지만, 시간이 지나면 일상 대화에 자주 쓰이는 언어들의 이름도 '이것', '저것'과 같은 대명사로 대체되며 문장의 유창성은 유지되지만 알아듣기가 힘들어지는 경우로 진행된다.

또한 단어를 이야기해주면 "아, 맞다!" 하고 금방 알아듣는 우리들과는 달리 의미 치매 환자들은 단어를 이야기해주어도 그 의미를 알아채지 못한다. 우리 부모님이 순간 '임플란트'라는 말이 기억이 나지 않았다고 해도 그 순간 누군가가 "임플란트"라고 이야기해

의미 치매 환자의 뇌 MRI 사진

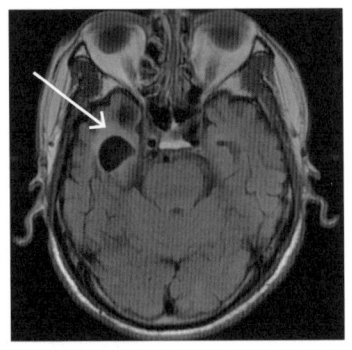 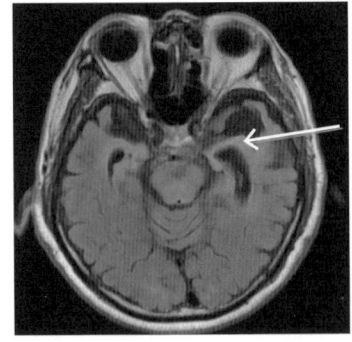

오른쪽 측두엽의 위축이 두드러진다. 사람의 얼굴을 잘 몰라보는 얼굴 인식불능증 증상이 있다.

왼쪽 측두엽의 위축이 두드러진다. 단어의 의미를 잘 모르는 언어 장애 증상이 있다.

주면 무릎을 치시면서 "그 단어가 왜 생각이 안 났지?" 하시면서 기억력 클리닉을 찾아오시겠지만, 김어의 씨는 단어의 의미를 잃어버렸으므로 아무리 "임플란트"라고 이야기를 해도 "임플란트?"하며 고개를 갸우뚱거릴 것이다.

　병이 점차 진행되면, 오른쪽형과 왼쪽형 의미 치매 모두 반대쪽 측두엽을 손상시키기 시작하면서 얼굴인식불능증과 언어 장애 모두 다 나타나게 된다. 양쪽 측두엽과 전두엽이 침범되면서 식습관의 변화가 흔히 나타나는데, 의미 치매의 경우 단순 과식증보다는 특정 음식을 고집하는 경우가 많다. 평소에는 전혀 손도 안대던 음식을 계속하여 먹는다든지 어린 아이처럼 단 것을 좋아하여 하루 종일 사탕을 입에 물고 지내는 경우도 있다. 역시 초기에는 기억력 저하나 시공간 능력의 저하는 나타나지 않고 더 진행되었을 경우 복합적 인지기능 장애가 나타나게 된다. 말기에 접어들면 다른 치매와 같이 와상상태에 이르게 된다.

다. 진행성 비유창성 실어증

안유창 할머니는 아들, 딸을 모두 결혼시켜 서울로 올려 보내고, 전라도에서 혼자 거주하는 건강하고 당찬 분이다. 크지 않은 농지이지만 논농사도 짓고, 겨울철에는 뛰어난 손맛으로 김장을 담가 서울에 있는 자식들에게 보내주었다. 평소 읍내까지 버스를 타고 나가 장을 보고 허리가 아프면 병원에서 물리치료도 받으면서 다른 사람의 도움 없이 일상생활이 가능하였다.

그러나 2년 전부터 매주 통화하던 딸이 무언가 이상하다며 병원에 가서 자세한 검사를 받아보라고 하였다. 이전에 비해 발음이 어눌해진 것 같고 말을 이상하게 한다는 것이다. 그렇지 않아도 안유창 할머니는 최근 스스로도 말소리가 어눌해진 느낌을 받아 스트레스가 이만 저만이 아니었다. 어제도 분명히 옆집 고영감이 자전거를 타고 동네 마을회관으로 가는 것을 봤다고 이야기하려고 했는데, 자꾸 "옆집 고영감이 '자전기'를 타고 동네 '마을회갑'으로 가더라."라고 이야기해서 이웃집 할머니의 비웃음을 사 마음이 상했다. 게다가 말도 빨리 나오지 않아 점점 동네 노인정에서 상대방의 말에 맞장구만 치는 신세가 된 것이 억울했던 안유창 할머니는 동네 병원을 찾았다. 병원에서는 뇌졸중 위험이 높다며 약을 처방해 주었는데 4개월 동안 약을 꾸준히 복용하여도 증상은 점점 더 심해지는 느낌이었다.

그러다가 최근에는 오른손 쓰는 것도 이상해지는 것을 느꼈다. 물을 뜨거나 수저질을 하는데 자꾸 흘리는 일이 생긴다는 것이다. 이런 손으로 논농사를 계속 하기에는 무리라고 느낀 안유창 할머니는 논농사를 접고 밭농사로 전향해서 이제는 약간의 깨나 콩을 기르고 있다. 오른손 사용이 이상한 것과 말이 빨리 나오지 않고 발음이 어눌한 것을 제외하고는 기억력이나 판단력, 시공간 능력의 문제는 없어서 수확한 작물을 읍내에서 팔아 약간의 용돈도 벌고, 날씨가 바뀌면 시장에 나가 본인의 스타일에 어울리는 옷도 골라서 사 입고, 자식과 손주들의 생일이나 경조사 등도 다 챙기고 있다. 그러나 전화통화로 도저히 말을 알아들을 수 없어 대화를 이어나갈 수 없는 수준이 되자 뇌졸중이 심해진 것으로 생각한 딸과 함께 병원을 찾게 되었다.

진행성 비유창성 실어증(어려운 의학용어로, 말을 할 때 단어의 의미는 알고 있으나 말을 막힘 없이 하지 못하는 언어 장애의 형태를 말함)은 대화를 나눌 때 유창함이 떨어지고, 조사를 빼먹고 단어만 나열하는

진행성 비유창성 실어증 환자의 뇌 MRI 사진

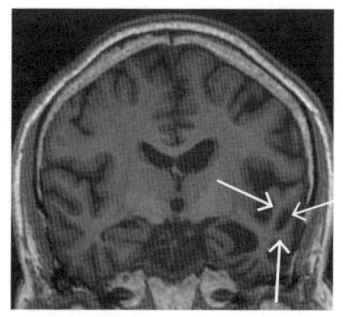

왼쪽 언어담당 영역(실비우스 주변 피질)의 위축이 두드러진다.

식의 문장을 구사하는 특징이 있다. 이름 대기 능력에도 문제가 생기지만, 의미 치매와는 달리 단어의 한 음소가 바뀌는 '음소 착어증'이 주로 나타나게 된다. 안유창 할머니가 자전거를 '자전기', 마을회관을 '마을회갑'이라고 말한 것이 바로 이러한 현상이다. 이러한 증상은 말할 때뿐만 아니라 글을 읽거나 쓸 때도 나타나게 된다. 그러나 환자는 단어의 의미는 정확하게 알고 있기 때문에 말을 이해하는 데 있어서는 심각한 문제가 생기지는 않는다.

언어를 담당하는 기능은 주로 왼쪽 전두측두엽에 존재하고 있다. 특히 말을 하는 것과 관련된 부분은 전두엽 부분이 조금 더 우세하고, 이 부분은 우리 몸의 반대쪽 운동을 담당하는 운동피질과 연결되어 있다. 바로 이 왼쪽 전두엽 일부와 운동피질의 손상이 진행성 비유창성 실어증의 원인이다. 왼쪽 운동피질이 손상되므로 이에 의해 오른쪽 손발이 약간 이상해지거나 힘이 빠지는 증상이 생길 수도 있다. 안유창 할머니가 물을 뜨거나 수저질을 하는데 자꾸 서툴러지거나 논농사를 접게 된 이유가 바로 운동피질의 손상도 함께 나타나기 때문이다.

그 외 발음이 어눌해지거나 촛불 끄는 입 모양 흉내내기 등이 되지 않는 증상이 나타날 수도 있다. 역시 병의 초기, 특히 첫 2년 이내에는 행동이나 성격변화가 나타나지 않는 것이 진행성 비유창성 실어증의 특징이다. 그러나 병이 점차 진행되면서 말기가 되면 행동변이형 전두측두엽 치매와 유사한 증상을 보이게 된다.

2 파킨슨병 치매

우리 뇌에는 어른 엄지 손가락 마디 만한 중뇌라는 구조가 있다. 이 중뇌에 우리 몸의 운동기능 조절에 필요한 신경전달물질인 도파민을 생산하는 세포들이 모여있는데 이곳을 흑색질이라 한다. 파킨슨병은 흑색질의 도파민을 만들어내는 세포가 점점 죽어가서 증상이 나타나는 신경계퇴행성 질환이다. 주로 노년층에서 발생하며 연령이 높아질수록 이 병에 걸릴 위험이 점점 커지게 된다. 주된 증상으로는 안정 시 떨림(편히 쉬고 있을 때 손이나 턱이 떨림), 강직(몸이 뻣뻣해짐), 운동완서(동작이 느려짐)와 자세 불안정 등이 있다.

그러나 이러한 운동증상 외에도 자율신경계 장애, 감각기능 장애, 수면 장애, 피로, 우울증, 인지기능 장애 등의 다양한 비운동 증상을 보일 수 있으며, 이 중 일부는 운동증상보다 먼저 나타나기도 한다. 즉, 계속되는 피로감, 무력감 또는 어깨나 뒷목의 통증과 같은 막연한 증상들이 운동증상이 나타나기 수년 전부터 있다가 걸음걸이나 자세가 변하고 표정이 무표정해지며, 손이 떨리고 걸음을 걸을 때 한쪽 팔을 흔드는 운동증상이 발생하게 된다. 이러한 이유로 신경과보다는 정신과나 정형외과를 먼저 찾아가 우울증이나 목디스크, 관절염 등을 진단받아 치료를 받는 경우가 드물지 않다.

이러한 파킨슨병이 진행되면 결국 치매가 발생하게 된다. 파킨슨병 치매는 연구결과에 따라 차이는 있지만 전체 파킨슨병 환자의 약 30~40%에서 나타나는데, 일반 정상인에 비해 파킨슨병 환자의 경우 치매가 발생할 확률이 4~6배 가량 높다. 발생 시기는 다양하지만 대개 운동증상이 생기고 10년 전후로 많이 발생한다. 파킨슨병 치매는 치매 단계가 비슷한 정도의 알츠하이머병에 비해 시공간능력 장애와 실행능력(목표를 세우고 그 목표를 효과적으로 수행해가는 능력) 장애가 두드러지며, 기억력 외에도 주의집중력과 언어 유창성 등 다양한 인지기능의 이상을 보일 수 있다.

가. 잠꼬대와 어깨통증이 파킨슨병의 초기 증상?

75세 김진전 씨는 젊었을 때는 그렇지 않았는데 언제부턴가 잠을 잘 때 악몽을 많이 꾸고, 잠꼬대를 하기 시작했다. 가끔 잠꼬대가 심한 날은 자다가 부인을 발로 찰 때도 있었지만 피곤해서 그렇겠거니 생각했다. 그러다가 7~8년 전부터 오른팔이 아프기 시작했고, 동네 정형외과에서 오십견으로 진단을 받았다. 그러나 약을 복용하여도 통증이 별로 좋아지지 않았고, 점차 오른손에 힘이 없어지는 것을 느껴 목과 뇌 MRI 검사를 받았는데 이상 소견을 발견하지 못하였다.

김진전 씨의 경우 렘수면 행동 장애와 감각기능 장애(어깨통증)가 운동증상보다 먼저 발생했다. 렘수면이란 수면 동안 눈을 빨리 움직이는 '급속안구운동'이 동반된 수면을 말한다. 이 기간 동안에 뇌파를 기록해 보면 깨어 있는 상태, 즉 각성상태와 동일한 파형을 보이는데 몸은 얕은 잠을 자고 있지만 뇌는 활발히 활동하고 있음을 뜻한다. 정상적으로는 렘수면 동안 우리의 뇌는 기억을 분류 정리하는 작업을 하며 몸은 완전히 이완되어 움직임이 없어진다. 그런데 렘수면에 이상이 생기는 렘수면 행동 장애에서는 렘수면 동안에 소리를 지르거나 주먹질 또는 발길질을 하는 등 과도한 움직임을 보인다. 렘수면 행동 장애가 있는 모든 사람이 파킨슨병에 걸리는 것은 아니지만 렘수면 행동 장애가 있을 경우 일반인에 비해 파킨슨병의 유병률이 높으며, 이러한 렘수면 행동 장애는 파킨슨병의 운동이상 증상이 발생하기 수년 전부터 나타날 수 있다.

나. 이듬해 오른손이 떨리고 행동이 느려지기 시작

그 이듬해 김진전 씨는 처음 오른손이 떨리는 것을 느꼈다. 주로 TV를 보거나 가만히 앉아있을 때 손이 떨렸고, 오히려 식사를 하거나 뭔가를 할 때는 괜찮았다. 5년 전부터는 걸을 때 오른쪽 다리가 무겁고 끌리는 느낌이 들었으며, 자세도 점차 구부정해지는 것 같았다. 또한 젊었을 때부터 웃는 상이라는 얘기를 많이 들었는데, 점차 표정이 없어졌다는 말을 주변에서 듣기 시작했다. 같은 해 여름쯤부터는 자동차에서 내릴 때나 앉아있다가 일어날 때 엉덩이가 무거워 빨리 일어날 수가 없었고, 걸을 때도 걸음이 자꾸 빨라지고 앞으로 쏠리는 듯하여 넘어질 것 같은 느낌이 들었다. 추석 때 아들이 본가를 방문하여 보니, 김진전 씨의 걸음걸이가 부자연스럽고 종종걸음을 걷는 듯하여 병원에 모시고 왔고, 파킨슨병으로 진단을 받았다.

수전증은 보통 글씨를 쓰거나 음식을 먹을 때 손이 떨리는 반면, 파킨슨병의 손떨림은 아무것도 하지 않고 가만히 있을 때 주로 나타난다. 이를 안정 시 떨림 또는 휴지기 진전증(Resting Tremor)이라 한다. 가면을 쓴 것처럼 무표정한 얼굴을 보이는 것도 초기 파킨슨병 증상 중 하나이다.

다. 무의욕으로 인지기능 저하 시작

김진전 씨는 항파킨슨 약물을 복용하면서 양치를 하거나 농사

일을 할 때 오른팔에 힘이 없고 불편하던 것이 많이 편해졌고, 손떨림도 신경 쓰는 일이 있을 때만 가끔 떨리는 정도로 좋아졌다. 가족들 보기에도 얼굴 표정이 밝아지고, 걸음걸이도 한결 자연스러워졌다.

하지만 3년 전부터 집에만 있으려 하고, 밖에 나가기 귀찮아해서 가족들이 억지로 내보내야 동네를 1~2바퀴 정도 돌다가 오곤 했다. 평소 뉴스를 즐겨봤는데 뉴스 보는 것도 귀찮아하고, 주변 일에도 관심이 적어졌다. 원래 말이 많은 편은 아니었지만 말수가 더욱 줄어들었고 낮에도 지나치게 많이 자는 경향이 있었다. 물건을 가지러 갔다가 뭘 가지러 갔는지 깜빡 잊을 때가 많았고, 화장실에 갔다가 물을 안 내리고 나올 때도 종종 있었다.

한 번은 친척 집에서 혼자 산책을 나갔다가 넘어져 다친 적이 있었는데, 당시에 혼자 집에 찾아오기는 했지만 어디에서, 왜 넘어졌는지를 잘 설명하지 못하였다. 이후부터는 외출할 때 가족들이 동행을 하기 때문에 길을 잃은 적은 없고, 동네를 다니는 데에는 문제가 없었다. 그 밖에 간단한 용돈관리는 스스로 할 수 있었고 물건을 사는 데에도 어려움은 없었다.

김진전 씨는 무의욕증을 보였으며 기억력 저하를 나타내 파킨슨 치매로 진단받고, 아세틸콜린 분해효소 억제제를 복용하기 시작하였다. 무의욕증은 우울증과는 달리 좋은 일이든 나쁜 일이든 동기와 반응이 없어지는 상태이다. 그러나 우울증 역시 파킨슨병 환자에서 흔하게 나타나기 때문에 구별이 쉽지 않을 수 있다.

라. 운동증상의 악화와 환각 및 망상의 시작

김진전 씨는 항파킨슨 약물을 복용하면서 약간 느리기는 했지만 일상생활에 큰 불편함 없이 지냈으나, 2년 전부터는 손떨림과 종종걸음이 다시 심해져서 외출을 하려면 지팡이를 짚거나 부축을 받아야 했다. 그 무렵 기억력도 더 떨어져서 했던 말을 반복하는가 하면 무슨 말을 하려다가도 잊어버려서 못할 때가 많았다. 또한 평소 깔끔한 성격이었으나 목욕이나 세수 등의 위생 관리를 귀찮아해서 가끔씩 옆에서 씻으라고 잔소리를 해야 했고, 외출할 때도 집에서 입던 대로 입고 외출하려고 하는 경우가 종종 있었다.

1년 전부터는 걸음거리가 더욱 나빠져서 자주 넘어지기 시작했고, 항파킨슨 약물의 복용량을 늘려보았지만 여전히 혼자서 걸을 수는 없었다. 그러다가 최근 몇 개월 전부터는 "밖에 그림자가 보인다.", "도둑이 들었다."는 말을 자주 했고, 집에 도둑이 들었다고 경찰서에 전화를 건 적도 있었다. 자녀들에게도 전화를 걸어 횡설수설하다 끊는가 하면, 이웃집 물건을 가져오기도 하고, 부인이 길 건너 집 남자랑 바람이 났다고 의심하기도 했다. 항파킨슨 약물을 다시 줄이고, 비정형 신경이완제를 복용하면서 망상과 환각은 호전되었다.

파킨슨병이 진행되면 약물 투여는 증가하고 효능은 감소하며, 여러 가지 이상행동과 정신과적 문제들이 증가한다. 특히 치매가 동반된 파킨슨병 환자들에서는 인지기능 장애와 더불어 환시, 망상, 불안, 우울 및 이상행동들이 흔히 발생한다. 일부 항파킨슨 약물은 노년층 환자에게 사용할 경우 인지기능 악화의 원인이 될 수 있으므로 파킨슨병 치매에서 환각이나 망상과 같은 증상이 나타난다면, 우선 복용하고 있는 약물의 부작용일 가능성을 고려해 봐야 한다. 따라서 항파킨슨 약물을 먼저 조절해 보고, 그래도 증상의 변화가 없다면 비전형적인 신경이완제를 투여해볼 수 있다.

3 루이체 치매

루이체 치매는 퇴행성질환 중 알츠하이머병 다음으로 흔한 치매의 원인질환이다. 루이체(Lewy Body) 치매는 알파신뉴클레인(Alpha-Synuclein)이라는 비정상적인 단백질이 대뇌 전체에 걸쳐 광범위하게 쌓여가는 병으로, 루이체는 파킨슨병에서도 관찰되기 때문에 파킨슨병과 임상적으로나 병리학적으로 유사한 질환이라고 생각할 수 있다. 주된 증상은 다음과 같다.

①각성과 주의력 등의 인지기능 변동 현상: 인지기능, 특히 주의력이 좋았다 나빴다 하는 기복을 보이는데 이러한 변화는 하루 내에서 시간 단위로 변화할 수도 있고, 며칠 단위로 변화하기도 한다.

②파킨슨 증상: 루이체 치매에서의 파킨슨 증상은 파킨슨병과 차이가 없으나 안정 시에 나타나는 떨림이 비교적 드물고 양쪽의 비대칭이 두드러지지 않으며, 신경이완제와 같은 항정신병 약물에 의하여 갑자기 악화될 수 있다. 항파킨슨 약물인 레보도파에 의한 치료효과는 환자 개개인마다 다르지만 일반적으로 파킨슨병에서처럼 아주 현저하지는 않다.

③반복되는 환시: 질병의 초기부터 환시를 비롯한 환각 증상과 망상이 관찰된다는 점도 파킨슨병과의 차이점이다. 환시의 내용은 사람이나 동물이 집에 침입하거나 벽과 천장에 보이는 등 아주 생생한 것이 특징이다. 그 밖에도 반복적인 실신과 졸도, 일시적인 의식 소실, 망상, 우울증, 렘수면 행동 장애 등이 동반되기도 한다. 루이체 치매를 임상적으로 진단하기 위해서는 인지기능 장애가 파킨슨 운동증상보다 먼저 나타나거나 운동증상이 시작된 후 1년 이내에 나타나야 한다. 시공간 능력과 주의집중력이 같은 단계의 알츠하이머병에 비해서 두드러져 나타나고, 병의 진행이 비교적 빠른 편이다. 치료제로서 아세틸콜린 분해효소 억제제가 사용되는데 약물치료 효과는 알츠하이머병에서보다 좋은 편이다.

가. 기억력이 떨어지고 헛것을 보기 시작

76세 김환시 씨는 6년 전부터 기억력이 서서히 떨어져서 물건을 어디에 두었는지 기억이 나지 않아 여기저기 찾아 헤맬 때가 많았고, 방금 하려고 했던 일을 종종 잊어버릴 때가 있었다. 방금 시장에 가기 위해 돈을 챙겨두었다가도 어디 두었는지 잊는가 하면, 가스 불 위에 보리차를 올려놓은 후 깜빡 잊고 주전자를 태우거나 음식물을 태우는 일이 여러 차례 있었다. 같은 해부터 밤에 자다가 소리를 지를 때가 자주 있었고, 자다가 일어나서 "누가 문을 두드리고 갔다.", "손주들이 와서 문을 열어주어야 한다." 등의 말을 하기도 했다. 그러나 시간이 지나고 나면 꿈이었다는 것을 스스로 인식했다.

또한 돌아가신 어머니가 보여서 이야기를 나누었는데, 나중에 정신을 차리고 보면 꿈인 경우도 잦았다고 한다. 낮에도 손주가 부르는 소리가 들려서 돌아보면 아무도 없는 일이 가끔 있었고, 손주들이 휙 지나가는 것 같은 느낌이 들기도 하고, 손주들이 있는 것 같아서 식사준비 후 먹자고 부르면 아무도 없었던 경우가 여러 번 있었다고 했다. 때로는 개미와 같은 점들이 눈앞에 열을 지어 있는 것 같은 것이 보이기도 했고, 누워 있으면 형광등, 사람, 장롱들이 본인에게 다가오는 것처럼 느껴지기도 했다. 5년 전 한차례 TV에서 나는 소리를 실제로 착각한 적이 있었고, 이후 간혹 TV에서 보이는 것을 실제로 착각하고 무서워할 때가 있었다. 또한 병원에 방문할 무렵에는 동네 사람들이 자신을 욕하고 안 좋은 눈길로 보는 것 같다던가, 옆집 사람이 집문서를 훔쳐갔다던가 하는 피해망상도 보이기 시작하였다.

루이체 치매에서 보이는 환시는 주로 밝은 색의 3차원 구조로, 사람과 동물이 많이 나타나며 일부에서는 곤충이나 새 등이 등장하기도 한다. 때때로 즐거움이나 공포 등의 감정적인 반응을 유발하기도 하지만 실제가 아님을 인지하기 때문에 일상생활에 크게 지장을 주지 않는 경우도 많다. 일부에서는 환청이 동반되어 대화를 나누기도 하며, 대개 저녁에 심해지는 경향이 있다.

망상은 전형적으로 누가 물건을 훔쳐갔다던가 또는 집에 몰래 들어왔다 등의 피해망상의 형태로 나타난다. 또한 약 1/3의 환자에서 망상적 동일시 현상이 나타날 수 있는데, 예를 들어 TV에서 보이는 등장인물을 실제 사람으로 착각하거나, 거울 속의 모습을 보고 다른 사람이 있다고 착각하기도 한다. 또한 가족이나 가까운 사람이 실제 그 사람이 아니라, 그와 똑같이 생긴 다른 사람으로 바뀌어 있다고 믿는 캡그래스 증후군(Capgras Syndrome)의 증상을 보이는 경우도 있다.

나. 각성과 주의력의 변동

한편 가족들이 볼 때 어떤 날은 멍하게 넋이 나간 듯 있거나 하루 종일 잠만 잘 때가 있었는가 하면, 컨디션이 좋은 날에는 이전과 다름없이 멀쩡했고, 일상생활을 하는데도 별 문제가 없었다. 예전처럼 김치도 담그고 집안 일도 깔끔하게 잘했으며 버스나 지하철을 타고 친척집에 다녀오기도 했다. 길을 잃거나 헤맨 적도 없었고 은행 일을 보는 데도 문제가 없었다. 또한 약간의 우울감이 있긴 했지만, 여전히 일주일에 2번씩 복지관에 가서 에어로빅도 하고, 한자쓰기도 하고, 교회에도 열심히 다니고 있었다.

거의 정상적인 기능을 수행하다가도 어떤 때는 잠든 것 같거나, 주위를 인식하지 않고 멍한 듯 보이기도 하며, 의식이 혼탁한 상태에서 걸어 다니는 등 주의력과 각성의 심각한 변동을 보일 수 있다.

다. 파킨슨 증상

기억력 저하와 헛것을 보는 것을 주증상으로 5년 전 병원을 방문하였고, 당시 김환시 씨 본인은 알아채지 못하였으나 진찰에서 강직과 무표정한 얼굴, 운동완서와 같은 전형적인 파킨슨 증상이 관찰되었다. 김환시 씨는 6년 전 관절염으로 고생하다가 왼쪽 무릎 수술을 받았으며, 이후 걷는 것은 좋아졌다고 한다. 그러나 약 5년 전부터 남편이 볼 때 다시 다리를 끌면서 걷기 시작했고 이전보다 자세도 더 구부정해지고 목소리도 조금 작아진 것 같았다고 했다.

김환시 씨의 경우 6년 전 기억력 저하와 환시가 먼저 시작되었고 이듬해 초부터 구부정한 자세와 보행 장애 등 파킨슨 증상이 나타났다. 따라서 인지기능 장애가 파킨슨 운동 증상보다 먼저 나타났기 때문에 루이체 치매라 할 수 있다. 환자는 아세틸콜린분해효소억제제(이 약물은 알츠하이머병의 치료제로 개발된 것임)를 복용하면서 환시와 망상이 좋아졌고, 몸의 움직임도 항파킨슨 약물 복용 후에 많이 부드러워졌으며 걸음걸이도 좋아졌다.

파킨슨병 치매와 루이체 치매는 임상적으로는 물론 병리적으로도 유사한 점이 많은 상호 관계가 밀접한 질환이다. 특히 루이체 치매는 파킨슨 증상이 나타나기 전에 환시 환청이 심하여 정신병으로 오인할 수가 있는데, 이 환자들은 정신병 약물에 민감성이 높아 항정신병 약물을 잘못 투여하면 '항정신병 약물 악성증후군(Neuroleptic Malignant Syndrome)'이 생길 수 있다. 이러한 부작용이 발생할 경우 고열과 함께 근육강직, 운동마비, 급성 신부전 등이 발생하여 사망에 이를 수도 있기 때문에 약물 투여에 특히 신중을 기해야 한다.

CHAPTER 2

혈관성 치매

우리나라에서 사망 원인 1위는 암이지만 단일 질환으로는 뇌혈관질환(뇌졸중)이 1위를 차지하고 있다. 우리가 노인이 되어 가장 두려워하는 건강문제 두 가지를 꼽으라면 아마도 뇌졸중과 치매일 것이다. 그런데 우리가 일생을 살아가는 동안 이 두려운 질환 두 가지 중 하나에 걸릴 위험률이 약 33%가 되는데, 다른 말로 세 명 중 한 명은 이 두려운 존재에 대면하게 되는 것이다.

　　우리 몸의 혈관은 주택의 배관 시스템과 비슷한 점이 매우 많다. 새 집일 때는 배관에 문제가 없지만 주택이 오래되어 낡으면 상수도관을 포함한 배관 시스템에 문제가 생기기 시작한다. 수도관이 낡아 녹이 쌓이면 막히게 되고, 수도관 벽에 균열이 생기거나 구멍이 나면 누수가 발생하는 것처럼 우리 몸의 혈관, 특히 뇌혈관도 노화가 진행될수록 막히거나 터질 위험성이 높아진다. 더구나 앞장에서 이야기했던 혈관 위험인자들, 즉 고혈압, 당뇨, 고지혈증, 흡연,

우리 몸의 혈관

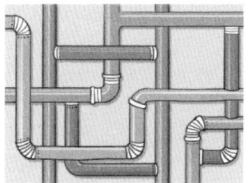
우리 몸의 혈관은 배관 시스템과 유사하다.

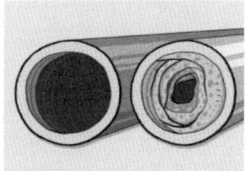
막힘이 없는 새 배관과 녹이 쌓여 막힌 헌 배관

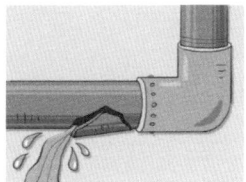
누수가 발생한 배관

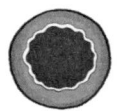 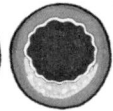 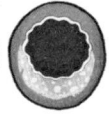 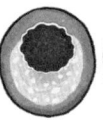 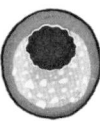

혈관 속이 점점 막히면 혈류에 장애가 생긴다.

뇌졸중

| 뇌경색 | 뇌출혈 |

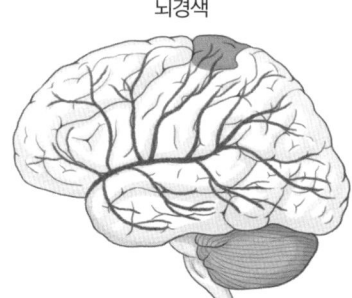
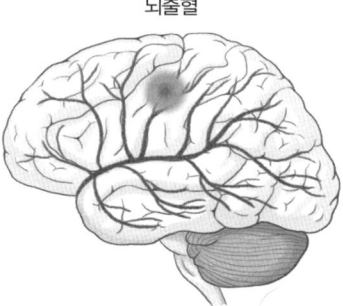

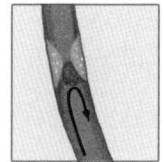
뇌혈관이 좁아지거나 막혀서 생기는 뇌 손상

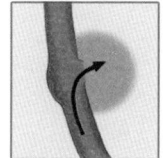
뇌혈관이 터져서 발생하는 증상

과잉 염분섭취, 고호모시스틴혈증들을 적절하게 치료하지 않고 오랜 시간이 경과하면 혈관 내벽 손상이 심해져서 혈류에 와류현상이 생기고, 이것이 다시 혈관손상을 촉진하는 악순환을 거듭한다. 이제 독자 여러분은 혈관 위험인자를 조절하지 않으면 왜 뇌경색이나 뇌출혈의 발생위험이 높아지는가를 쉽게 이해했으리라 믿는다.

혈관병에 의해 뇌혈류 상태에 변화가 생기면 아주 경미한 주의력 저하부터 심한 치매에 이르기까지 다양한 인지 장애가 나타나기 때문에 혈관인지 장애(Vascular Cognitive Impairment, VCI)라는 용어가 등장하게 되었다. 여기에는 독립적인 일상생활 유지에 큰 불편이 없는 경미한 인지 장애부터 다른 사람의 도움 없이 스스로 일상생활 자체가 불가능한 심한 치매까지 모든 인지 기능 저하를 총망라한다.

혈관 치매의 증상은 혈관병에 의해 손상되는 뇌 부위에 따라 다르게 나타난다. 예를 들면 전두엽(이마엽)을 침범하는 뇌경색에 의해서 계획성이나 판단력이 흐려지는 집행기능 장애와 자발적으로 무언가 해보려는 의지가 없어지는 의지력 상실이 나타난다. 대뇌 반구의 좌측에 있는 언어중추가 손상되면 하고 싶은 말을 하지 못하거나 다른 사람의 말을 이해하지 못하는 언어 장애(실어증)가 생기기도 한다. 만일 뇌의 피질(겉질)이 아닌 백질에 혈류공급이 원활하지 못하면 백질변성이 발생하는데, 이때는 기억력이 떨어지기 보다는 감정기복이 심하고 생각의 속도가 느려지며 우울증이 잘 동반된다.

혈관성 치매 환자의 뇌 MRI 사진

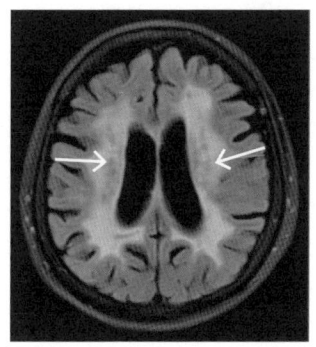

하얗게 보이는 부분이 혈류공급이 원활하지 못하여 백질변성이 일어난 부분이다.

혈관 위험인자가 조절되지 않아 병이 진행하게 되면 알츠하이머병과 같이 기억 장애가 심해지고 감정기복이 두드러지게 나타나 상황에 맞지 않게 작은 자극에도 눈물을 보이거나 웃음보를 터뜨리는 병적 울음이나 병적 웃음을 보이게 된다. 이 경우 다른 사람의 불행한 소식을 접하고도 웃음을 참지 못하는 증상이 나타나기 때문에 병적인 웃음이라 한다. 이때 환자는 자세가 불안정하고 걸음걸이가 나빠져 자주 넘어지며 소변을 실수하는 일이 잦아진다.

몇 차례 반복된 뇌경색 때문에 혈관 치매가 발생했던 73세 여자 이경색 씨가 최근 갑자기 심해진 혼동 증세로 입원하였다. 이경색 씨는 고혈압과 당뇨를 잘 조절하여 비교적 안정적인 상태로 더 이상의 증상 악화 없이 잘 지내던 분이었다. 그러나 뇌경색의 후유증으로 걸음걸이가 좋지 않았던 이경색 씨는 약

2개월 전 빙판에서 미끄러지며 발목에 골절상을 입었다. 이후 걸음걸이가 더 나빠져 운동량이 급격히 저하된 상황이었다. 혈압은 정상적으로 유지되었으나 혈당은 거의 조절이 되지 않은 상태였다. 다시 촬영한 뇌 MRI 사진에서 좌측 뇌 심부에 아주 작은 뇌경색이 발견되었다.

이경색 씨처럼 외부적 요인(이 경우는 발목 골절에 의해 운동량이 적어져 당뇨가 악화됨)에 의해 혈관 위험인자 조절이 잘 안되면 뇌졸중의 재발위험이 높아진다. 그런데 경우에 따라서는 아주 작은 뇌경색이라도 증상을 극적으로 악화시킬 수 있다. 이경색 씨의 경우 작은 뇌경색이 생기기 전에는 가족들이 돌보면서 자택에서 잘 지내고 있었으며 식이와 섭생에 큰 문제가 없었다. 그러나 뇌경색이 생기면서 가족을 못 알아보기도 하고 입원 후에는 수액치료 도중 주사 바

급성 뇌경색 환자의 뇌 MRI 사진

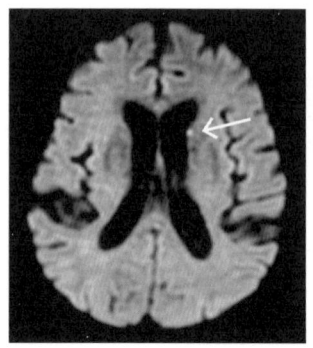
화살표가 가리키는 하얀 병변이 급성 뇌경색이 발생한 부위이다.

늘을 뽑는 등 매우 혼란스러워 하였다. 아주 미세한 뇌경색이지만 전략적으로 매우 중요한 위치에 병변이 생겨 혼돈상태를 유발했을 것으로 추정된다.

대부분의 경우 작은 뇌경색에 의한 이상 행동 증상은 시간이 지나면서 점차 완화되는 것이 보통이며 재발이 되지 않는 한 이전의 상태로 돌아간다. 미국 켄터키대학의 스노든(Snowdon) 박사 팀의 연구에 의하면 작은 열공성 경색이 하나라도 생기면 뇌경색이 없는 군에 비해 임상적으로 치매가 나타날 위험도가 약 20배 정도 높아진다고 했다. 위의 예에서 보았듯이 평소 혈관 위험인자의 철저한 관리가 얼마나 중요한가를 새삼 일깨워주고 있다.

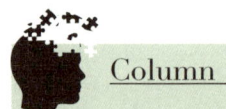

Column

뇌졸중의 증상에는 어떤 것들이 있나?

편측 마비
같은 쪽 얼굴, 팔, 다리가 움직이지 않는다. 수저나 컵을 쥐고 있지 못하고 떨어뜨린다. 단, 양쪽 다리, 양쪽 팔이 동시에 힘이 빠지는 것은 편측 마비가 아니다.

언어 장애
발음이 어눌하거나 말이 새어 나온다. 말을 하지 못하거나 대화를 이해하지 못한다.

시각 장애
갑자기 시야에 장애가 생기거나 물체가 둘로 보인다.

어지럼증
걷기 힘들 정도로 균형을 잡기 힘들다.

심한 두통
갑자기 참지 못할 정도의 심한 두통이 발생하여 지속된다.

유전성 뇌혈관질환에 의한 치매

음식점을 경영하던 45세 최유전 씨가 갑자기 시작된 발음 장애로 외래에 왔다. 신경학적 진찰을 해보니 발음 장애 외에 왼쪽 반신 위약감이 있었고 왼손 사용이 부자유스러웠으며 왼쪽 다리를 약간 절며 걸었다. 그 동안 식당 일은 규모 있게 잘 꾸려온 편이었으나 최근 들어 기억력 저하가 심해져 오전에 해놓은 일을 오후에 잊기 일쑤였고, 조금 전에 들은 말도 기억하지 못해 되묻는 일이 잦아졌다. 평소 매우 부지런하고 이해심이 많았던 편이었는데 언제부터인가 옷이 더러워져도 갈아입지 않고 잘 씻지 않으려 했으며 점차 모든 것을 귀찮아 하고 게을러졌다. 부인이 보기에 작은 일에도 쉽게 화를 내고 참을성도 없어진 것 같았다. 최유전 씨는 당뇨 때문에 식이 조절이 필요하였으나 식사 시에 허겁지겁 과식을 하는 편이었고, 혼자서 한 번에 여러 개의 아이스크림을 사먹는 등 판단력도 떨어져 있었다. 최유전 씨는 젊어서부터 편두통을 자주 호소하였다. 가족 중에는 환자의 이모와 외삼촌에게서 각각 40대 초반에 여러 차례의 뇌졸중이 발생하였다고 하였다. 또 다른 이모 한 분은 뇌졸중 후 치매까지 발생한 상태라고 한다. 세밀한 뇌영상 검사와 유전자 검사 결과 NOTCH3라는 유전자의 돌연변이가 확인되었다

최유전 씨처럼 유전성 뇌혈관질환은 젊은 나이에 반복되는 뇌혈관질환과 함께 치매가 발생한다. 뇌 MRI 사진에서 볼 수 있듯이 젊은 나이에도 불구하고 벌써 여러 차례 뇌경색이 발생하였음을 확인할 수 있었다. 최유전 씨의 경우 가족 구성원 가운데 여러 사람이 비교적 젊은 나이에 반복적인 뇌경색과 치매가 발생하였으

유전성 뇌혈관질환 환자의 뇌 MRI 사진

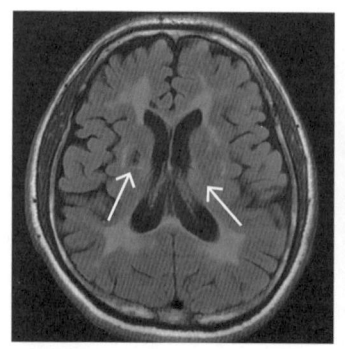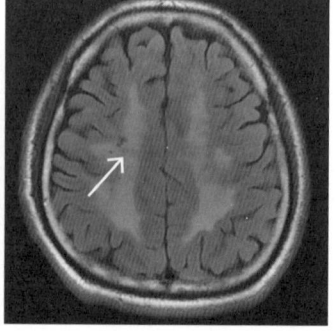

열공성경색과 피질하경색(화살표)들이 관찰되고, 나이에 비해 심한 백질변성이 보인다.

므로 유전적 소인을 고려해야 하는데, 유전자 검사에서 NOTCH3 유전자의 돌연변이가 확인되었다. 이러한 질환을 카다실(Cerebral Autosomal Dominant Arteriopathy with Subcortical Infarcts and Leukoencephalopathy, CADASIL)이라 하는데 우리 나라에도 여러 가계에서 카다실 질환이 확인되었다.

카다실은 점점 진행하는 질환으로 반복적인 뇌혈관질환과 치매의 증상을 보이는 질환이다. 일반적으로 환자들은 편두통을 먼저 경험하게 되는데 주로 20~40대에 편두통이 시작된다. 편두통은 평생 한번 경험한 환자부터 1달에 여러 차례 발생하는 등 횟수는 매우 다양하며 증상도 다양하여 편두통을 가지고 의심을 할 수는 없다. 뇌혈관질환도 젊은 나이부터 시작을 하게 되는데 여러 차례 재발을 하며 뇌의 피질하경색이 주로 보이면 의심을 할 수 있다. 피질하경색이 반복되게 되면 점점 진행하는 기억력 장애, 무관심이 두드러진 전두엽 기능 장애가 발생한다.

카다실이 의심되면 뇌영상을 시행하여 다발성 뇌경색을 확인한 후 피부 병리조직 검사나 유전자 검사로 확진을 한다. 그러나 뚜렷한 치료방법이 없는 상황이며 환자의 증상에 대해서 대증적인 치료를 한다. 반복적인 뇌경색을 예방하기 위해 아스피린과 같은 항혈소판제를 흔히 사용하지만 효과에 대해서는 아직 확실히 증명되지는 않았다.

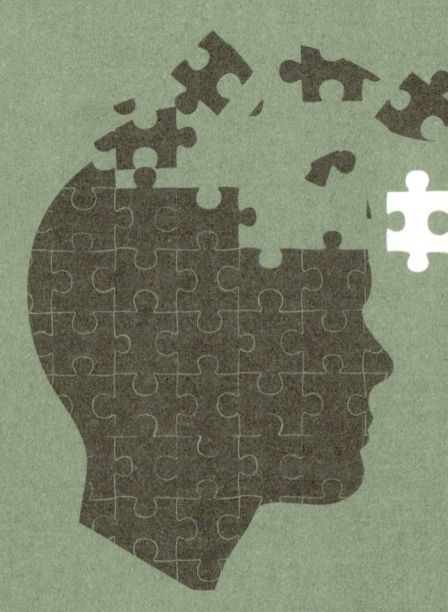

Do I Really Have
Alzheimer's
Disease?

PART 8

치매야, 가라!

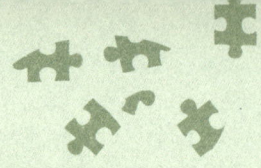

"아버지가 치매로 진단을 받았고 돌아가시기 전에는 저도 못 알아 봤습니다. 모든 가족들의 아버지 때문에 너무 힘들어 했습니다. 저도 치매가 올까 봐 너무 걱정입니다. "

부모님이 치매를 앓다가 돌아가신 분이라면 누구나가 고민을 한다. 어떻게 하면 나는 치매에 걸리지 않고 가족들에게 짐이 되지 않을까?

그런 방법이 과연 있을까?

CHAPTER 1
치매는 예방이 가능한 질환인가?

이 문제는 아직도 해결되지 않고 있어 논란의 중심에 있지만 다음 사실만은 부정할 수 없는 것 같다. 우리의 뇌는 신체 발달과 성장에 있어 가장 늦게 완성되는 조직이다. 따라서 우리 몸의 다른 부위와는 차별화되는 특성을 가지고 있는데, 그것이 바로 '재생' 능력이 거의 없다는 점이다.

우리의 뇌 안에는 몇 개의 신경세포가 존재할까? 마이어 루게(Meier-Ruge) 등의 연구 결과에 의하면 우리는 약 1,000억 개의 신경세포를 가지고 태어나며 평균적으로 매일 10만 개의 신경세포가 기능을 잃고 사라진다고 한다. 정상적인 경우 80세 노인의 신경세포 수는 약 19.7%가 감소되어 있다. 그러나 만약 과도한 스트레스에 노출되거나 당뇨, 고혈압, 고지혈증과 같은 혈관성 위험인자를 치료하지 않을 경우 하루 수십만 내지 수백만 개의 신경세포가 사멸된다. 이러한 현상이 장기간 지속될 경우 활동하는 신경세포 수가 감소되어 치매를 비롯한 각종 뇌질환에 걸릴 위험이 높아짐은 쉽게 예상할 수 있다.

따라서 노인이 되어서도 정상적인 뇌의 기능을 유지하기 위해서는 젊었을 때부터 뇌를 최대한 발달시키고 뇌를 가능한 한 손상으로부터 보호하는 일이다. 이를 위해서 평소 반복적인 학습으로 두뇌를 활성화시키며 외부로부터의 손상을 입지 않도록 주의해야 한다.

그러면 알츠하이머병에서 신경세포가 지속적으로 탈락되는(이를 신경퇴행이라 함) 이유가 무엇일까? 그 동안 광범위하게 이루어진 역학연구에 의하면 알츠하이머병의 가장 중요한 위험인자는 '나이' 그 자체이다. 모든 생물은 성장과 더불어 노화현상을 함께 겪게 된다. 누구도 늙어감을 피할 수는 없다. 60세 이후에는 나이가 5살 증가할 때마다 치매 유병률도 2배씩 증가하고, 85세에 이르면 47%, 즉 두 명 가운데 한 명은 치매 환자가 된다.

성별의 차이도 있어서 여성이 남성에 비해 약 2~3배 위험률이 높다. 이는 여성의 평균 수명이 긴 것이 이유이기도 하지만 그보다는 폐경기 이후 갑자기 사라지는 에스트로겐이라는 여성 호르몬의 부족이 주요 원인이다. 정상적으로 에스트로겐은 신경세포를 보호하는 기능을 가지고 있기 때문이다. 그 밖에도 치매의 가족력이 있는 경우에도 치매 발병 위험이 높아진다. 위와 같은 유전적 위험인자는 우리가 태어날 때 결정되는 것이기 때문에 인위적 조절이 불가하다.

그러나 환경적 위험인자들, 즉 교육, 혈관성 위험인자(고혈압, 당뇨, 고지혈증, 비만, 흡연, 음주, 운동부족), 중년기의 우울증, 뇌손상, 교육, 영양과 식이 등은 우리의 노력으로 얼마든지 개선해 갈 수 있는 것들이다. 이번 장에서는 나이 들어서도 젊은이 못지 않게 총명한 기억을 유지하는 좋은 생활습관에 대해 좀더 자세히 알아보기로 한다.

CHAPTER 2
어떤 음식을 먹어야 하나?

'우리의 몸은 우리가 먹는 음식 그 자체이다.'라는 말이 있다. 우리가 평소 어떤 음식을 주로 섭취하느냐에 따라 우리의 몸 상태가 결정된다는 말이다. 두뇌는 우리 몸의 일부이다. 따라서 몸에 좋은 건강식이 바로 두뇌 건강식이다. 그러나 아무리 좋은 음식이라도 균형 잡힌 식단으로 적당량을 섭취해야 한다. 배부름을 느낄 정도로 과식을 해서는 몸에 좋은 음식이라도 유해 산소를 과량 생성하여 세포 노화를 부추기게 된다.

우리 몸에 이로운 식단의 예로 2011년 미국 농무성에서 발표한 건강식 안내인 '마이 플레이트(My Plate)'가 있다. 한끼 식사를 한 식판에 담되 어떤 음식을 얼마나 담으면 균형 잡힌 식사가 될 수 있는가를 한 눈에 쉽게 알아볼 수 있도록 한 그림 안내서이다. 마이 플레이트는 약 30%의 정제되지 않은 곡물(현미, 통밀, 귀리, 보리 등), 약 30%의 채소, 20%의 과일, 20%의 단백질 및 이에 곁들인 약간

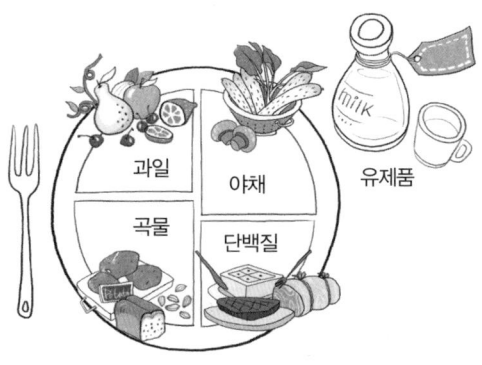

뇌 건강식단의 예

과일
야채
유제품
곡물
단백질

의 유제품(가능하면 저지방 혹은 무지방 우유)을 추천하고 있다. 어디까지나 이것은 가이드라인이며 개인의 취향과 건강 상태에 따라 얼마든지 변형시킬 수 있다.

음식으로 섭취하는 지방은 혈액 속의 콜레스테롤 농도를 증가시켜 뇌혈관병을 일으킨다. 이런 결과로 혈관성 치매는 물론 알츠하이머병의 발생 위험이 높아진다. 포화지방 섭취가 많은 상위 20% 그룹은 섭취를 적게 하는 하위 20% 그룹에 비해 알츠하이머병 발생 위험이 2배나 높아지는 것으로 알려져 있다. 또한 트랜스불포화 지방산은 산화성 스트레스를 증가시키고 염증 반응을 악화시켜 알츠하이머병 발병 위험을 3배나 높인다.

반면 리놀레산과 같은 불포화지방산을 지속적으로 섭취할 경우 심혈관질환과 알츠하이머병에 걸릴 위험성을 많이 낮춰준다. 우리가 잘 알고 있는 오메가-3 지방산은 우리 몸에서 합성되지 않아

반드시 음식을 통해 섭취해야 하기 때문에 필수 지방산이라 하며 이를 많이 섭취할수록 치매 발생이 낮아진다. 그 외에도 비타민 D 함량이 높은 식품을 섭취하면 골다공증 예방, 유방암 위험도 감소 효과, 알츠하이머병 예방 효과도 있다. 비타민 B군 섭취가 부족해지면 혈액 중에 호모시스테인이라는 아미노산 성분이 많아져서 '고호

지중해식 식단

매일 마셔야 하는 음료

적당량의 포도주

생수 6잔

육류	매월
단음식	매주
달걀	
닭 가슴살	
등 푸른 생선	
발효식품	매일
올리브유	
제철 과일　견과류　제철 채소	
정제되지 않은 곡물(현미, 통밀, 귀리)	

규 칙 적 인 운 동

모시스테인혈증' 상태가 되는데 이런 경우 뇌졸중, 심장병, 치매의 발생 위험이 높아진다.

지중해식 식단에 따른 식사를 자주할수록 알츠하이머병을 비롯한 치매 발생 위험이 낮아진다. 지중해식 식단이란 지중해 연안 국가 사람들의 전통적 식습관으로 콩, 통밀, 귀리 등 정제되지 않은 곡물, 제철 과일과 채소, 올리브기름과 같은 불포화지방산, 생선과 발효식품(치즈와 요거트)을 충분히 섭취하고 육류 섭취는 적게 하며 식사와 함께 마시는 한 두 잔의 붉은 포도주로 구성되어 있다. 이 지중해식 식습관은 치매의 전 단계인 경도인지 장애의 발생을 억제할 뿐만 아니라 경도인지 장애가 알츠하이머병으로 진행하는 것을 막아준다.

- 현미, 통밀, 보리 등 정제되지 않은 잡곡들: 식이섬유가 많이 포함되어 있어 변비 예방에 도움이 되며 해독 효과가 높다. 각종 비타민과 무기 염류, 미네랄 그리고 단백질이 풍부하게 함유되어 있다.
- 제철 과일과 채소: 색깔이 짙은 것일수록 피토케미컬(Phytochemical) 함유량이 많은데 이 물질은 활성산소를 억제하는 항산화 효과와 염증을 억제시키는 항염증 효과가 강력하여 세포 노화를 지연시키는 안티에이징(항노화) 효과가 뛰어난 식재료이다.

- 견과류: 호두, 아몬드, 잣, 캐슈넛, 땅콩, 피칸, 마카다미아 등 수많은 종류가 존재한다. 올레인산, 팔미틸산과 같은 단가불포화지방산(Monounsaturated Fatty Acid, MUF)이 풍부하게 함유되어 있는데, 몸에 해로운 LDL 콜레스테롤은 낮춰주고 몸에 이로운 HDL 콜레스테롤 농도는 올려준다. 또한 알파리놀렌산(A-linoleic Acid, ALA), DHA, EPA 등 오메가-3 지방산과 루테인, 레스베라트롤 등 항산화 효과가 강한 폴리페놀 플라보노이드 함량도 매우 높다.

- 식물성 기름: 불포화 지방산이 주를 이룬다. 올리브유, 유채씨유, 콩기름, 해바라기씨유, 옥수수기름, 참기름, 아마유 등이 있다. 오메가-9으로 알려져 있는 단가불포화지방산이 항산화 효과 및 항염증 효과를 가지고 있는데 올리브유가 이에 해당한다. 이와 반대로 오메가-6 지방산에 속하는 옥수수기름, 콩기름, 해바라기씨유는 과량 섭취하면 산화성스트레스, 염증의 악화가 일어나 퇴행성 뇌질환의 발생 위험도를 높일 수 있다.

- 장류: 우리의 전통식품인 된장, 청국장 그리고 일본식 청국장인 낫토에는 '나토카이네이즈(Natokinase)'라는 성분이 들어있는데, 우리 혈관에서 생기는 혈전을 녹여주고 혈류를 개선해주는 효과가 있다. 심혈관질환이나 뇌혈관질환을 예방해주어 결국 혈관성 치매와 알츠하이머병의 위험도를 낮

취준다

●유제품: 저지방 요거트와 치즈는 필수 영양소인 칼시움, 비
타민 A, 비타민 B12, 리보플라빈을 풍부하게 함유하고 있다.
특히 요거트는 정장 작용이 있어 장내 유해세균을 억제하여
면역력을 증가시키고 암을 예방하는 효과가 있다. 치즈는
뼈와 치아의 건강유지에 중요하며 골다공증을 예방해주고
치아를 튼튼하게 해준다.

●등 푸른 생선: 오메가-3 지방산이 풍부하게 함유되어 있
다. 세포, 특히 신경세포의 활성을 안정적으로 유지하기 위
해서는 세포막의 역할이 중요한데 신경세포의 세포막을 이
루는 중요 물질이 지질이다(지질이 2중막으로 되어 있어 물질
이동을 선택적으로 할 수 있도록 설계되어 있음). 따라서 우리
가 음식으로 섭취하는 콜레스테롤의 양과 질에 따라 신경세
포막의 구조와 기능이 변화한다. 나이가 들어감에 따라 산
화성 손상이 반복되면 세포막은 점점 유연성을 잃고 딱딱해
져 간다. 이를 완화시킬 수 있는 성분이 오메가-3 지방산이
다. 또한 오메가-3 지방산은 신경성장인자(Nerve Growth
Factor, NGF) 가운데 하나인 뇌유래신경영양인자(Brain-
Derived Neurotrophic Factor, BDNF)의 활성을 촉진하여 신
경세포 퇴행을 억제해준다. 신경성장인자가 부족해지면 치
매의 위험성도 높아진다.

어떻게 머리를 써야 하나?

1 인지 예비능

저수지에 물을 많이 가두려면 댐의 높이가 높아야 한다. 낮은 둑은 많은 비가 오지 않아도 물이 쉽게 넘친다. 그러나 둑을 높이면 오랜 기간 많은 양의 비가 와도 빗물이 넘쳐나는 것을 막을 수 있다. 이와 유사한 현상들이 우리 몸에서도 일어나고 있다. 사람을 포함하여 호흡 기관을 가진 모든 동물들은 산소를 이용하여 살아가는 데 필요한 에너지를 얻는다.

우리 몸에서 산소를 쓰다 보면 활성산소라는 물질도 생기게 되는데, 이는 강력한 세포독성물질이다. 젊은 시절, 우리 몸의 세포들이 건강할 때는 이 활성산소를 제거하는 효소의 기능이 완벽하여 독성물질이 거의 생기지 않는다. 그러나 우리가 나이를 먹어감에 따라 활성산소 제거 능력이 점차 떨어져 가게 되면 독성물질이 서서히 세포와 기관에 쌓이게 된다. 이러한 일련의 현상이 바로 노화이다.

우리의 뇌는 상대적으로 활성산소 제거효소가 다른 기관들에 비해 적어서 더 쉽게 늙어가는 구조물이라 할 수 있다. 따라서 뇌의 노화를 억제하는 방법, 즉 독성물질의 영향을 덜 받는 방법이 있어야 하겠는데 그것이 바로 건강한 뇌 생활습관이다. 누구나 시간이 지나면 노화는 피할 수 없는 숙명이다. 그러나 노화에 의해 독성물질이 많이 쌓이더라도 충분히 버틸 정도로 방어의 둑을 높이 쌓으면 독성 물질이 넘쳐 나타나는 각종 증상들을 막아낼 수 있다.

인지 예비능 또는 뇌 예비능이란 우리 뇌가 가지고 있는 복원력이라 할 수 있는데, 뇌가 적절한 기능을 유지하면서 외부로부터 가해지는 각종 스트레스성 손상에 대해 성공적으로 대처하는 능력이다. 교육, 직업, 치매에 걸리기 전의 IQ 및 두뇌 활동이 치매 발생에 미치는 영향에 관한 연구들의 메타분석에 의하면, 뇌 예비능이 낮은 사람이 뇌 예비능이 높은 사람에 비해 치매 발생 위험도가 46%나 높아졌다. 따라서 좋은 뇌 생활습관으로 인지 예비능을 키우는 것이 치매를 예방하는 가장 바람직한 방법이다.

고등교육을 받거나 두뇌를 많이 쓰는 직업에 오랫동안 종사한 사람들은 상대적으로 알츠하이머병에 덜 걸리는 것으로 알려져 있다. 다양한 인종이 함께 사는 뉴욕에서 이루어진 연구에서도 교육받은 기간이 길수록 노화에서 생기는 기억력집행기능, 언어능력의 이상이 적게 나타났다. 이는 인종에 관계 없이 교육수준이 높을수록, 두뇌활동을 많이 할수록 치매 위험도가 감소함을 의미한다.

여가활동도 인지기능과 밀접한 관련이 있다. 특히 지역사회에서 다른 사람들과 좋은 유대관계를 맺고 봉사활동 등 열심히 사회생활을 하는 것이 인지력 유지에 좋은 효과를 가져다 준다. 우리나라 같으면 고교동창 모임이라든지, 산악회 모임 또는 사진동호회 등의 활동이 좋은 예가 될 수 있겠다. 사회적으로 유대관계가 폭 넓게 이루어질수록 치매예방 효과가 좋다고 하며, 이는 정신적으로나 사회적으로 생산성 있는 활동들이 신경세포의 활성을 높여주기 때문이다.

3개 도시 코호트 연구(Three-Cities Cohort Study)라는 대단위 역학연구는 치매가 없는 65세 이상 노인 5,698명의 인지 상태를 분석하였는데, 머리를 쓰는 여가활동을 지속한 사람들에서 치매에 걸릴 위험도가 61% 낮았다. 스카르메아스(Scarmeas)와 그 동료들이 뉴욕에서 시행한 연구에서도 독서, 카드게임, 바둑, 장기, 외국어 배우기, 문화교실 참석과 같이 두뇌활동이 필요한 여가활동이나 친구나 친척을 찾아보는 일, 동창회 모임과 같이 사회적 유대 관계를 강화시키는 일들을 자주 하는 사람들은 치매 발생 위험이 38%나 낮았다. 수녀와 수사(성직자로서 수련을 쌓는 사람들) 801명을 대상으로 한 조사에서는 신문, 잡지, 소설 읽기와 같은 단순한 독서활동에 시간을 더 많이 들인 그룹이 기억력 저하 정도가 낮았다.

2 전두엽 강화 훈련

지금까지 다양한 임상 예와 연구결과들을 인용하면서 치매의 예방법에 대해 알아보았는데, 대부분의 독자들은 '그래, 그럴 것 같아' 아니면 '그럴 수 있을지도 몰라'라는 반응을 보일지 모르겠다. 지금까지 이야기해온 치매 예방법들은 얼핏 생각하기에 너무 쉬운 것도 같고 또 대부분은 이미 내가 현재 지내고 있는 생활방식과 비슷하다고 느낄 수도 있다. 생각은 단순할수록 또 쉬울수록 좋다. 문제는 실천이다. 실천하지 않는 생각은 쓰레기에 불과하다는 말이 있다. 앞에서 언급한 바 있던 40대 초에 잉태된 치매의 씨앗이 더 이상 싹트지 못하고 수면상태에 머물러 있게 하려면 건강한 뇌 생활습관으로 치매의 씨앗을 말려야 한다. 그러기 위한 첫 걸음이 지금 이 순간부터, 계획했던 뇌 건강습관을 바로 실천에 옮기는 것이다.

그런데 어떻게 하면 작심 삼일이 되지 않고 좋은 습관이 몸에 밸 수 있을까? 지금까지도 잘 살아왔는데 귀찮은 일을 해야 할까? 혹시 독자들 가운데 이런 생각을 하는 분이 있다면 전두엽이 게으름을 피우기 시작한 것일지도 모른다. 문제는 우리의 전두엽에 있다. 전두엽을 부지런히 운동하게 하자. 전두엽 기능이 활성화되면 축적된 경험과 지식을 바탕으로 새로운 생각과 창조적인 일을 할 수 있는 기반이 생긴다.

전두엽의 핵심기능은 자발성(어떤 일을 능동적으로 하려는 생각), 의욕과 욕구의 억제, 타인을 배려할 줄 아는 이심전심의 마음, 순차적인 업무 수행이나 생각전환(상황이 바뀌면 새로운 환경에 맞게 생각을 바꾸는 것)의 능력으로 요약할 수 있다.

　나이가 들면 관절과 근육만 굳어버리는 것이 아니다. 사고의 유연성도 떨어져 자기 주장만 강하고 타인을 배려하지 못하며 고집이 세진다. 인생을 살아가면서 우리는 무수한 실패를 경험하게 된다. 실패에 좌절하지 않고 실패를 통해 같은 실패를 하지 않도록 방법을 모색하는 것, 그것이 바로 전두엽의 또 다른 기능이다. 알고 있는 범위 내의 일들, 습관적으로 별다른 생각 없이 하는 일들은 아무리 반복하여 수행한다 해도 새로운 지식이 되지 않는다. 실패를 두려워하지 않고 새로운 일에 도전하는 마음가짐이 생각의 노화가 발붙일 틈을 주지 않는 것이다. 여러 가지 가능성을 열어 두고 사고의 유연성을 간직하는 일이 전두엽의 노화를 막을 수 있는 또 다른 방법이다.

　어린 학생들에게 따돌림 현상 소위 '왕따'는 학생이나 청소년에게만 해로운 것은 아니다. 어른이 되어서 또 노년이 되어서 다른 사람들과의 교류 없이 혼자 지내는 것은 인지기능 측면으로 보았을 때 매우 불리한 습관이다. 타인과의 인간 관계야말로 우리의 전두엽을 활성화시키는 가장 좋은 방법이다. 모임에서 학생시절 이야기나 세상 돌아가는 이야기를 해도 좋고 아니면 내 가족 이야기라도 좋다. 다른 사람에게 내 생각을 정리하여 말하고 또 다른 사람의 말하는 내용을 알아듣고 이야기의 맥을 따라가는 동안에 우리의 두뇌,

특히 전두엽은 신이 나서 달려 나가고 있다. 더욱이 내가 직접 대화에 참여하지 않는 상황에서 조차도 우리의 뇌는 다른 사람의 행동을 관찰하며 충분히 자극되고 있는 것이다.

지금까지의 내 생활 패턴을 송두리째 바꿀 필요는 없다. 이미 내 몸에 길들여진 좋은 습관은 최대한 유지하라. 줏대 없이 내게 맞지 않는 생활 패턴을 억지로 걸쳐 입을 필요는 없다. 뇌 건강 생활 습관을 내 몸에 맞게 변화시킬 수 있는 것 역시 전두엽이 가장 잘 할 수 있는 기능이다. 지식(앎)이 많은 사람보다 생각이 많은 사람, 생각이 많은 사람보다 실천에 옮기는 사람의 전두엽 기능이 우수한 것은 당연한 일이다.

치매의 발생 시기를 지연시킬 수 있는 '치매 예방' 책략은 임상적으로 매우 중요한 의미를 갖는다. 지금까지 이루어진 연구를 종합해 보면 치매는 처음 뇌의 변화부터 임상 증상이 나타날 때까지 적어도 20~30년은 족히 걸리는 만성 질환에 속한다. 따라서 치매 없는 건강한 노년을 맞기 위해서는 일생 동안 건강한 생활로 좋은 습관을 유지해야 한다. 유청소년기에는 학업에 충실하고 폭 넓은 교육을 받아 튼튼한 뇌의 기초를 세우고, 성년기에 들어서는 각종 혈관 위험 인자를 철저히 조절해야 하며, 중장년기에 이르러서는 정신적으로, 신체적으로 그리고 사회적으로 적극적이고 긍정적인 활동을 유지해야 한다. 이와 같은 뇌 건강습관이야 말로 잉태된 치매의 씨앗이 싹을 틔우지 못하고 그대로 사라지게 할 수 있으며 치매 없는 활기찬 노년을 보장할 수 있는 길이다. 다시 한번 되뇌이고 외치자.

생각을 젊게 하자!

각성하고 금주, 금연하자!

바른 자세로 활기차게 걷자!

꾸밈 없는 뇌 건강 식단을 준비하자!

기분 좋게 이웃을 위해 봉사하자!

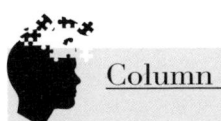

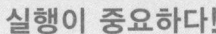

실행이 중요하다!

"Only I can change my life. No one can do it for me."
"나만이 내 인생을 바꿀 수 있다. 아무도 날 대신해 줄 수 없다."
미국의 영화배우이자 코미디언인 캐롤 버넷(Carol Burnet)이라는 사람이 한 말이다. 이제 여러분은 뇌 건강을 지킬 수 있는 여러 가지 방법을 알게 되었다. 그러나 행동으로 옮기지 않는 아이디어는 생각하지 않음과 다름 없으며 실행하지 않는 생각은 쓰레기에 불과하다. 지금 시작해야 한다. 다음으로 미루지 말고 지금 당장 뇌 건강 생활습관을 행동으로 옮겨보자. 오늘 시작한 건강한 작은 습관 하나가 우리의 뇌를 활기찬 상태로 오랫동안 유지시켜줄 수 있는 초석이 된다.

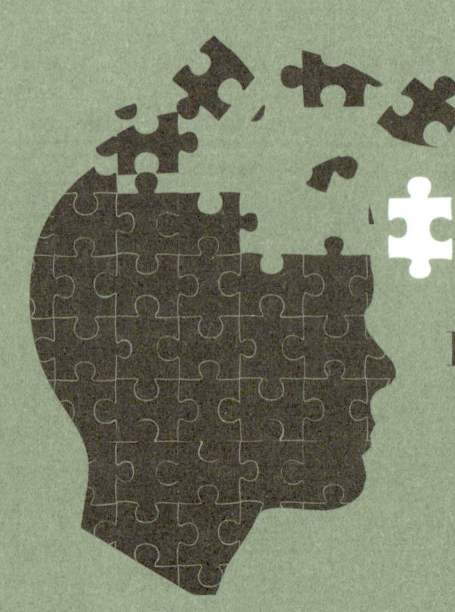

Do I Really Have
Alzheimer's
Disease?

PART 9

치매 환자 가족을 위한 지침

"가족에게 짐 되기 싫다."

최근 치매 노인 자살이 증가하고 있으며 얼마 전에는 치매에 걸린 아내를 살해하고 자신도 목숨을 끊으려 했던 사건이 보도되었다.

잠시도 눈을 뗄 수 없는 치매 환자, 길어지는 병수발 기간, 점점 나빠지는 환자의 증상들… 치매 환자로 진단을 받는 순간 가족들의 얼굴에는 그림자가 드리워진다. 치매 환자 가족들의 우울증 발생률은 다른 성인들에 비해 월등히 높다.

이번 장에서는 치매 환자들의 가족 관리에 대해 살펴보자.

CHAPTER 1

치매 환자
가족들이 겪는 어려움

최효심 씨는 남편, 아이 둘과 함께 단란한 가정을 꾸려가는 알뜰 주부이다. 평소 온화한 성격으로 아파트 부녀회에서도 인기가 많고, 아이들 학교에서도 학부형들과 관계가 좋다. 그럼에도 한번도 크게 나서거나 잘난 체를 하지 않는 교양 있는 부인이다.

그런 최효심 씨가 1년 전부터 치매에 걸린 시어머니를 모시고 살게 되었다. 수년 전부터 혼자 살고 계시던 최효심 씨의 시어머니가 가족 외식 날짜를 잊어버리거나 중요한 생일, 제삿날을 전혀 기억하지 못하는 일이 반복되더니, 1년 전에는 아파트 비밀번호를 잊어 집에 들어가지 못하고 안절부절 못하고 계신 것을 이웃 주민이 연락해주어 귀가한 일도 있었다. 병원에서 알츠하이머병에 의한 치매로 진단받은 후 최효심 씨가 시어머니를 모시고 살게 되었다.

처음에는 최효심 씨도 끝없는 사랑과 배려로 잘 보살펴 드리 겠다는 의지를 가지고 있었고, 시어머니의 치매 상태도 초기라 별 문제 없이 잘 지내는 듯 했다. 지역치매지원센터도 이용하고 병원에서 처방받은 약을 복용하면서 조금씩 나아지는 듯한 느낌도 들었다.

그러나 최근 시어머니의 알츠하이머병이 진행되면서 점점 심한 치매 증상이 나타나게 되자, 최효심 씨는 점점 신체적, 정신적 부담감을 느끼게 되었다. 며칠 전 시어머니가 집 앞 슈퍼마켓에 나갔다가 길을 잃은 이후로는 집 밖에는 절대 혼자 못나가시게 하였다. 집에서도 더 이상 집안일을 돕지 못하신다. 세탁기 버튼을 어떤 것을 눌러야 하는지, 전자레인지는 어떻게 작동시키는지 다 잊으셨기 때문이다. 이상 행동도 시작되어 본인의 통장, 인감을 자꾸 숨기시고는 찾지 못하시면서 최효심 씨 또는 손주들이 훔쳐간 것은 아닌지 의심하기 시작하였다. 씻는 것을 싫어하셔서 목욕을 한 번 할 때마다 온 가족이 달라 붙어야 겨우 힘겹게 몸을 한 번 씻길 수 있었다. 옷은 갈아입지 않으신지 1주일 째이고, 그나마 전에 입었던 옷을 세탁하려 하면 시어머니의 막강 방어를 뚫어야 한다. 요즘에는 하루 종일 5분 간격으로 최효심 씨를 부르시기 때문에 최효심 씨는 시계가 필요 없을 정도이다. 시어머니에게 눈을 뗄 수 없어지면서 최효심 씨의 외출은 물 건너간지 오래이다.

뿐만 아니라 밤낮으로 집 밖으로 나가시는 것은 아닌지, 위험한 행동을 하시는 것은 아닌지, 안 그래도 예민한 사춘기 아이들에게도 불쾌한 언사나 행동을 하시는 것은 아닌지 지켜보고 있어야 하기 때문에 최효심 씨의 피로감은 극도에 달해 있다. 아이들이나 남편이 돕는다고는 하지만 다들 학교나 회사에 나가 있기 때문에, 최효심 씨만이 대부분의 시간을 시어머니와 보내고 있다. 최효심 씨는 점점 외딴 섬에 고립되어 원주민과 싸우는 개척자가 된 기분이 들었다. 그래도 최효심 씨는 나름대로 남은 힘을 다해 정성껏 모시고 있는데 시어머니는 친척들이 오거나 가족 모임에서 사람들에게, 며느리가 방에 불을 때주지 않아서 냉골에 산다느니, 밥을 세끼 챙겨주지를 않아서 항상 배고프다느니 하면서 있지도 않은 이야기를 정말 실감나게 꾸며대곤 하신다. 그럴 때마다 너무 어처구니가 없어 좌절감에 빠지기도 하고, 리얼한 시어머니의 거짓말에 혹한 시누이들이 의심의 눈초리를 느낄 때면 참을 수 없는 화가 치밀어 오르기도 한다.

시어머니의 약을 처방받기 위해 2~3달에 한번씩 찾아가는 병원이 최효심 씨의 유일한 스트레스 해소 시간이다. 주치의는 간병인을 두라고 하지만, 간병인이 드나들게 되면 이웃사람들이 알게 되는 것이 싫었다. 지금도 가끔 밤에 큰소리로 노래를 부르거나, 이웃집 우편물을 가지고 오는 일이 종종 있어 이웃들이 약간씩 눈치를 채는 것 같기는 하지만, 사람들이 알고 동정의 눈으로 보는 것은 자존심이 허락하지 않았다. 최효심 씨는 주치의와 면담 때 항상 눈물이 난다. 최근에는 한 밤 중에 이유 없이 갑자기 눈물이 왈칵 쏟아진 적도 있다. 놀란 남편이 곁에서 위로하고 미안하다고 하지만 점점 우울감이 심해지고 본인의 기억력도 점차 저하되는 느낌이 든다.

최효심 씨가 겪는 문제들은 일부 치매 환자의 가족에서만 나타나는 문제가 아니다. 중등도 이상의 치매 환자에서는 거의 대부분 이 정도의 일상생활 능력의 저하, 이상행동, 인지저하에 의한 증상이 나타나므로 환자의 가족들은 엄청난 고통에 빠지게 된다. 치매 환자, 특히 알츠하이머병에 의한 치매, 전두측두엽 치매나 루이체 치매 등은 겉으로 보기에 스스로 몸을 움직이는 데 전혀 문제가 없어 간병하는 것에 큰 어려움이 없을 것이라고 생각한다. 하지만 치매 환자의 보호자들은 신체적인 부담감보다 더 힘든 정신적 부담감에 시달리고 있다.

일상생활 능력의 저하로 인해 일거수일투족 모두 도와주어야 한다. 최효심 씨의 시어머니는 집안 살림 일은 돕지 못하는 정도이지만 다행히 옷을 입거나 식사하고 화장실을 다녀오는 일은 혼자 할 수 있다. 그러나 병이 더 진행되면 옷을 입을 때도 도와주어야 하고, 가시를 발라낼 수 없는 생선은 아예 굽지 말아야 하며, 화장실에 갈 때를 쭉 지켜보다가 화장실에 가는 것 같으면 따라가서 뒤 처리도 도와주어야 할 것이다.

이상행동에 의한 증상은 상상을 초월하는 경우가 많다. 밤낮이 바뀌어 밤새 서성거리고 낮에 잠을 자는 경우는 허다하고, 밤마다 노래를 부르거나 5분 간격으로 소변을 보거나 가족(주로 주 보호자)을 불러댄다. 불결한 행동이 잦아지고 사소한 일에 상황에 맞지 않게 불같이 화를 내거나 아무 것도 하지 않고 누워만 있으려는 경우도 많다. 쓸데없는 물건이나 음식 등을 꽁꽁 숨겨두고 찾지 못하면 가족들을 의심하여 다그치기 일쑤이고, 슈퍼마켓이나 식당에서 계산을 하지 않고 그냥 오는 경우가 허다하다. 집에 누군가가 숨어 살면서 자꾸 쌀을 훔쳐가고 로션을 한 움큼씩 퍼간다는 도둑망상, 배우자가 있는 경우에는 배우자가 밖에 다녀오기만 해도 바람이 났다고 생각하는 색정망상 등도 잦다. 이러한 이상행동에 의해 보호자들이 받는 스트레스는 더 설명할 필요가 없을 듯 하다. 마지막으로 인지기능 저하가 심해지면서 같은 말을 반복하거나 가족들의 얼굴을 잘 알아보지 못하는 등의 증세가 나타나기 시작하면, 한 때 사랑하는 가족이었던 사람의 인격과 기억이 점점 사라지는 것을 곁에서 지켜볼 수 밖에 없다는 자괴감과 슬픔이 생기기도 한다.

실제로 대한치매학회가 치매 환자의 보호자를 대상으로 실시한 조사에서, 치매 환자의 일상생활 능력 장애로 인해 조사 대상자 100명 중 80명 가까이가 간병 스트레스를 겪고 있는 것으로 나타났다. 많은 치매 환자의 가족들이 우울감을 호소하고 있고, 실제 우울증으로 진단되기도 한다. 더 심해지면 이러한 스트레스로 인해 환자 보호자의 기억력도 감소될 수 있다.

CHAPTER 2

치매 환자 가족에 대한 관리

최효심 씨는 최근 생활계획표를 만들어 그에 따라 생활하고 있다. 기상시간, 식사시간 및 잠자리에 드는 시간을 모두 정해 놓고 되도록 그 시간표에 맞게 움직이려고 하고 있다. 또한 가족회의를 통해 최효심 씨에게 과중하게 몰려있던 일을 분담하기로 했다. 체력을 필요로 하는 목욕시키기는 남편과 첫째 아들이 담당하고, 가사일의 일부분은 둘째 딸이 도와주며, 일주일에 일정 시간 동안은 친척들이 방문하여 외출을 시켜주기로 하면서부터 최효심 씨가 받는 스트레스는 많이 줄어들었다. 그 시간에 최효심 씨는 지역치매지원센터에서 열어주는 치매 환자 가족모임에 나가고 있다. 그곳에서 치매 환자를 돌보는 가족들이 모여 서로 경험담을 나누고 새로운 정보를 얻고 교육을 받는다. 그러면서 최효심 씨는 시어머니의 증상을 조금 더 이해할 수 있게 되었고, 자신뿐만 아니라 치매 환자를 모시고 있는 많은 사람들이 비슷한 고통을 받고 있다는 사실에 고립감이 줄어들고 위로를 얻게 되었다.

최효심 씨와 같이 치매 환자를 부양하고 있는 보호자들은 자신과 환자들을 위해 특별한 관리가 필요하다. 먼저 환자와 보호자 모두의 신체적인 건강을 위해 규칙적인 생활습관을 가져야 한다. 하루 중 일정한 시간에 정해진 활동을 하게 되면 환자의 불안감을 줄여주고 밤낮이 뒤바뀌는 일을 방지해 줄 뿐만 아니라, 보호자의 생활에도 어느 정도 일정 리듬이 생기게 된다. 또한 보호자들은 치매 증상에 대한 대처 능력을 길러야 한다. 주 보호자가 아니더라도 가족 구성원들이 모두 치매 환자들이 보일 수 있는 다양한 증상을 이해하고 대책에 대한 정보를 공유해야 한다. 그래야지 최효심 씨의 시누이처럼 불필요한 오해를 하는 민망한 일이 발생하지 않고, 주 보호자의 고충을 이해하여 가족들이 받는 스트레스를 줄일 수 있다.

그 뿐만 아니라, 가족들은 적절한 역할분담을 시행하여 주 보호자가 '왜 나만 고생해야 하는가'하는 체념이나 상실감을 줄여야 한다. 가족모임이나 가족교육 프로그램에 참여하는 것은 매우 큰 도움이 된다. 같은 상황의 동지들을 만나 서로 고생담을 털어놓으며 치매 환자를 돌보는 부담감을 덜고, 치매에 대해 잘못 생각하고 있던 오해나 지식의 부족을 정기적인 교육을 통해 바로 잡거나 향상시키며, 치매 환자의 이상행동에 대한 대처 능력을 키우는 데 있어서는 지역치매지원센터나 보건소의 치매상담센터, 한국치매가족협회 지부에서 시행하는 가족모임이나 가족교육 프로그램에서 많은 도움을 받을 수 있다.

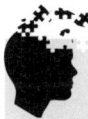

Column

치 매 환 자 보 호 의 원 칙

- 기본적 욕구를 충족시킨다.
- 예측할 수 없는 위험으로부터 지킨다.
- 고독하지 않도록 한다.
- 자존심을 상하게 하지 않는다.
- 잔존기능을 유지한다.
- 누워 있지 않도록 한다.
- 스트레스를 경감한다.
- 임기응변으로 대처한다.

CHAPTER 3
치매 환자를 대하는 태도

치매 환자는 서서히 진행되어가는 기억력을 비롯한 인지기능의 저하로 인해 많은 심리적 변화를 보인다. 혈관성 치매나 우울증에 의한 치매 등을 제외하고는, 본인이 경험한 모든 것들이 자꾸 잊혀지며 생활의 연속성이 끊어짐에 따라 만성적인 스트레스와 불쾌감을 느끼게 된다. 또한 본인의 생활에 대해 전혀 계획할 수 없고 자신의 상태를 제대로 파악할 수 없으므로, 내 인생이(확신하지는 못하겠지만) 뭔가 잘못 되어가고 있다는 듯한 혼돈을 가지게 된다. 어렴풋이 꿈에서 깨어난 느낌으로 매일을 보내게 되면서 지속적으로 불안감을 느끼고 이로 인해 결국은 우울감과 무기력함을 느끼게 된다.

이러한 감정변화는 극단적 우울감으로 진행되면서 환자들은 자살을 시도하기도 하고, 때로는 심하게 화를 내거나 폭력적인 행동으로 표현하기도 한다. 이러한 심리상태의 변화와 더불어 인지능력의 저하 및 일상생활 능력의 저하가 더 진행되면 치매 환자들은 다시 아이처럼 가족들의 세심한 보호가 필요한 상태로 돌아가게 된다.

　　중등도 이상의 치매 환자를 돌볼 때에는 3~4세 어린이의 눈 높이에 맞춰 대하면 된다. 남아있는 일상생활 능력을 최대한 활용할 수 있게 하고, 일상생활 수준에 맞는 오락이나 취미 활동을 할 수 있도록 한다. 이때 실수를 하더라도 면박을 주거나 자존심을 상하게 하는 언사는 금물이다. 치매 환자들이 인지능력의 저하는 보이지만 자존심 등은 마지막까지 남아있기 때문이다. 이상행동을 보이더라도 크게 반응하는 것 보다는 그 자체를 인정하면서 환자를 심리적으로 안정시키는 것이 좋다. 치매가 더 진행되어 난폭해지거나 보호자의 능력으로는 통제되지 않을 정도로 심한 이상행동을 보인다면, 주간보호센터 등 시설을 최대한 활용해야 한다. 환자가 낮 동안 여러 활동에 참여하면 성취감과 같은 긍정적인 감정을 느낄 수 있고 가족도 덜 지치게 된다. 단기 · 중장기 보호시설을 이용하는 것은 환자와 보호자에게 큰 도움이 되므로 시설에 맡기는 것을 무조건 불효로 여기는 것은 잘못이다.

CHAPTER 4

치매 환자,
이럴 땐 이렇게 해보자

치매가 어느 정도 진행되면 판단력이 떨어지면서 여러 가지 이상행동들이 보이게 된다. 사람들이 흔히 이야기하는 먹는 치매, 자는 치매, 욕하는 치매 등은 모두 치매 환자에서 나타나는 이상행동 증상을 일컫는 말이다. 이러한 부적절한 행동들은 보호자들을 매우 힘들게 하고, 결국은 시설에 일찍 입소하게 되는 원인이 되기도 한다. 그러나 아직 이러한 이상행동에 사용되는 치매 약물은 없다. 현재로서는 가족들의 적절한 대처와 마음가짐만이 치매 환자들의 이상행동에 의한 괴로움을 줄일 수 있는 유일한 방법이다. 다음은 중증 이상의 치매 가족들이 자주 호소하는 몇 가지 이상행동에 대한 적절한 대처법이다.

밥을 자꾸 달라고 하세요. 방금 먹었는데 돌아서면 밥 먹자고 하세요. 방금 먹었다고 알려드리면 내가 언제 밥을 먹었냐고

화를 내시고, 어쩔 수 없이 또 차려드리면 그 많은 것을 다 드세요.

⋯→ 방금 밥을 먹은 것을 잊어버려서 일수도 있고, 포만감을 담당하는 뇌 부위가 손상되어서 일수도 있다. 지속적으로 이런 행동을 보인다면 식사를 조금씩 나누어 드리는 방법을 택하는 것이 좋다. 조금 후에 맛있는 간식을 드리겠다고 해도 좋다. 방금 먹었다고 화를 내거나 소리를 치는 행동은 환자에게 거부감만 들게 할 뿐이니 피해야만 한다.

목욕을 절대 하지 않으려고 하세요. 목욕 한 번 시키려면 전쟁이 따로 없어요. 얼마 전에는 화를 내시다가 때리고 밀치고 하셨어요!

⋯→ 위생에 대한 개념이 없어지고 위생의 필요성을 잊게 되므로 씻어야 할 필요성을 잘 느끼지 못하게 된다. 또한 옷을 벗는 것에 대한 수치감이나 물에 몸이 닿는 것에 대한 공포감으로 인해 더욱 피하는 경우도 있다. 더럽다며 억지로 욕실로 끌고 가는 행동은 삼가야 하고, 부드러운 태도로 목욕을 권하고 서서히 물에 닿게 하며, 마음이 맞는 보호자가 지속적으로 편안한 대화를 이끌면서 씻기는 것이 좋다.

화장실을 계속 가세요. 하루에 12번도 더 가시는 것 같아요. 너무 자주 화장실만 다니시니까 막상 가도 그냥 나오시는 경우도 많아요.

⋯➔ 소변을 자주 보는 것은 정상적인 노화 과정에서 나타나는 증상일 수도 있겠으나 치매 환자는 불안한 마음과 적은 활동량 때문에 그 증상이 조금 더 심하게 나타날 수도 있다. 이 문제에 대해서는 특별한 방법이 없다. 화를 내거나 면박을 주더라도 소용없는 일이므로 계속 같이 가주는 것이 좋다. 증상이 심하면 약물 처방을 받을 수 있고, 매 1~2시간마다 화장실에 모시고 가는 것으로 정해 놓는 것도 한 가지 방법이다.

같은 질문을 계속 하십니다. 방금 대답해 드려도 돌아서면 다시 물으세요. 오전에 오늘이 몇 일이냐 물으셔서 대답해 드려도, 하루 종일 "오늘이 몇 일이랬지?"라고 물으십니다.

⋯➔ 기억력 저하로 한번 들은 말을 기억하지 못하는 것이 치매 환자의 특징이다. 특히 자신이 아무리 기억을 해내려고 해도 기억이 나지 않아 불안감이 커지면 증상이 더 심해지기도 한다. 이때 "몇 번이나 얘기해드렸다.", "스스로 생각해보세요."라며 화를 내거나 짜증을 내면, 환자의 자존심이 상하면서 더 화를 내거나 자신감을 잃고 우울증에 빠지는 수가 있다. 기억력이 좋아지도록 일부러 알려주지 않고 스스로 생각해내도록 하는 보호자들도 많은데 이때 부드

럽게 격려하고 환자의 상태에 적합한 수준의 자극은 좋지만, 환자의 능력에 무리인 것 같은 과제는 자신감을 잃게 하여 오히려 증상을 악화시키는 원인이 되므로 다그치는 듯한 행동과 높은 수준의 과제는 피하는 것이 좋다.

자꾸 본인의 돈을 손주들이 가져갔다고 의심하십니다. 당신의 용돈을 서랍 깊숙이 꼭꼭 숨겨두시고는, 못 찾으시면 자꾸 손주들 방을 뒤지려고 하십니다. 연금을 매달 찾아드려도 당신이 받으신 것은 기억 못하고 연금 날짜가 지났는데 왜 연금을 안 가져다 주시냐고 합니다.

⋯➔ 환자에게는 정말 자신이 용돈을 숨긴 기억이 없고, 연금을 받은 기억이 없다. 그러나 가족들이나 보호자가 자신의 말을 믿지 않고, 계속 환자 자신이 돈을 숨겼거나 받았다고 말하기 때문에 매우 불안하고 화 나는 상태가 된다. 환자가 숨겼다고 화를 내거나, 왜 드린 것을 기억을 못하냐고 다그쳐봤자 환자의 불안과 불만만 가중시키게 된다. 같이 찾는 행동을 보이거나, 적은 돈을 따로 준비했다가 찾은 것처럼 하여 안심시키는 것이 좋은 방법이다.

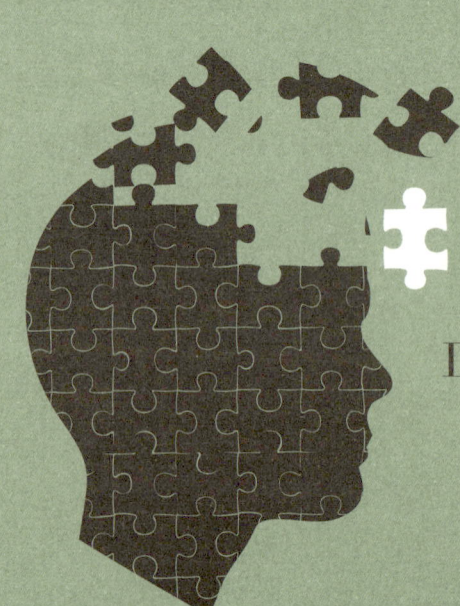

Do I Really Have
Alzheimer's
Disease?

PART 10

알아두자!
치매 SOS

치매 환자 60만 시대.

2012년 11월 복지부 발표에 따르면, 국내 65세 이상 치매 환자는 53만 명으로 해마다 치매 환자가 증가하여 2025년에는 100만 명을 넘을 것이라고 한다.

치매는 한 개인이나 한 가족의 문제일 수 없다. 치매는 우리 사회의 문제이다. 정부에서는 치매 환자와 보호자를 위한 정책을 만들어 시행하고 있다.

그럼 우리는 어떤 도움을 받을 수 있는지 알아보도록 하자.

CHAPTER 1

지역사회 연계-치매지원센터

지원해 할머니는 한가족 씨의 시어머니이다. 고등학교를 졸업하고 잠시 회사에 다니다가 남편을 만나 사랑하게 되어 결혼을 하고, 다른 사람들이 그러했듯 희로애락의 드라마틱한 인생을 살았다. 아들과 딸들을 모두 분가시키고 남편과 둘이서 짧지만 아름다운 황혼의 시절을 보내다가 5년 전 남편을 먼저 하늘나라로 보낸 후, 혼자 조그만 아파트에서 씩씩하게 잘 살고 있었다.

그러나 2~3년 전부터 기억력이 떨어지는 느낌이 들었다. 3달에 한 번씩, 지방에 사는 딸네 가족까지 모두 함께 모일 수 있어 자신이 가장 좋아하던 온 가족 외식 날짜를 자꾸 깜박하게 되는 것이었다. 한평생 사랑했던 남편의 제삿날도 언제인지 기억이 가물가물하기 시작했다. 나이가 들어서 그렇겠거니 생각하고 병원에는 가지 않았다.

하지만 1년 전 집 비밀번호가 도통 기억이 나지 않은 일이 있었다. 아무리 기억해내려고 애를 써도 도저히 기억이 나지 않았다. 지원해 할머니가 왜 자식들에게 전화할 생각을 못했는지는 정말 모를 일이다. 어쨌든 그 사건 이후로 병원에 몇 차례 다니게 되었다. 지원해 할머니는 눈이 부리부리한 신경과 의사를 만났고, 그 의사는 지원해 할머니의 생활을 꼬치꼬치 물어보더니 여기저기 꼼꼼히 진찰했다. 지원해 할머니는 커다란 기계 속에서 난생 처음으로 뇌 자기공명영상 검사라는 뇌 검사를 하고, 언제 해도 적응이 안 되는 피 검사도 하고, 곱상한 젊은 아가씨에게 고등학교 졸업 이후 오랜만에 시험을 보기도 했다.

이후 알츠하이머병에 의한 치매라는 진단을 받은 지원해 할머니는 서울 아들네 집에 들어가 같이 살게 되었다. 그렇지 않아도 기억력이 자꾸 떨어져서 스트레스를 받기 시작하던 지원해 할머니는 아들 가족과 함께 살게 되면서 더 스트레스를 받기 시작했다. 며느리 한가족 씨가 잘 해주기는 하지만, 그래도 혼자 살던 습관이 몸에 밴지라 불편한 것이 있었다.

그러던 어느 날 지원해 할머니는 한가족 씨의 권유에 의해 광진구 지역치매센터에 다니게 되었다. 노망난 늙은이들이 모이는 곳 같아 영 마음이 내키지는 않았는데, 막상 가보니 치매지만 자신보다 더 똑똑한 노인들도 있고, 치매가 아닌데 예방하러 왔다는 영감들도 있었다. 1주일에 2번씩 와서 무슨 수업을 듣는데, 노래를 하기도 하고 그림을 그리기도 하고 만들기를 하기도 한다. 능력에 따라 반이 나뉘어지기 때문에 수준 낮은 영감 때문에 많이 기다리거나 너무 똘똘한 할머니 때문에 주눅드는 일도 없다. 기다리면서 전신 마사지기로 몸을 풀기도 하고 베란다에 있는 화초를 가꾸기도 한다. 무엇보다도 예쁘장한 젊은이들이 매우 친절하게 대해줘서 지원해 할머니는 치매센터에 올 때마다 매우 기쁘다.

서울시 치매지원센터는 지역 사회 치매통합관리 시스템의 구축을 통한 치매 문제의 해결이라는 서울시 치매관리사업의 목표가 효과적으로 달성될 수 있도록 하기 위해 설립된 정부기관이다. 이곳에서는 치매관리사업의 총괄기획, 사업지침개발, 표준 프로그램 및 도구 개발, 사업인력교육 및 기술지원, 정보화 체계 구축 등의 사업을 수행하고 있으며, 2006년 서울특별시 치매센터가 개소한 이래 현재 서울시 25개 자치구에 지역치매센터를 두고 있다. 이 지역 치매센터들은 지역주민들에게 지원해 할머니의 증상을 보고 나도 치매가 아닌가 걱정되기 시작하는 L할머니에게 치매 관련 상담 및 정보 제공을 하고, 지원해 할머니 동네의 노인정에서 치매예방 및 보호를 위한 주민 교육을 시행한다.

또한 노인들이 많이 모이는 곳을 찾아 다니며 건강한 어르신을 포함한 모든 노인들에게 치매조기검진을 무료로 실시해 정상·고위험·치매 대상자별로 맞춤형 등록관리 서비스를 제공하고 있다. 한가족 씨와 같은 치매 환자의 가족들에 대한 지원과 교육, 보호에 필요한 물품을 무상 제공하고 있고, 저소득층 치매 환자에 대해서는 검사비와 치료비를 지원하고 있다.

치매지원센터의 여러 사업 중 가장 인기가 좋은 것은 지원해 할머니가 참여하고 있는 '인지건강 프로그램'이다. 각 지역센터별로 다양한 프로그램을 운영하고 있는데, 음악·미술·원예·운동·작업치료 등을 재미있고 체계적으로 꾸며, 경도 또는 중증도 치매 환자의 악화방지, 치료 및 재활을 돕고 있다.

이 외에 전국 각 보건소의 치매상담센터에서도 치매조기검진 사업 및 치매치료 관리비 지원제도를 시행하고 있다. 만 60세 이상 어르신을 대상으로 무료로 치매조기검진을 실시하고 있으며, 이와 관련된 상담도 가능하다. 선별검사 후 더 정밀한 검사가 필요하다고 판단되면 각 보건소와 협약을 맺고 있는 협약병원으로 의뢰되고, 이 경우 병원에서의 검진비용도 국가에서 일부 지원해준다. 서울시를 제외한 전국 시/군/구에서는 치매 진단을 받아 보건소에 치매 환자로 등록된 노인들을 대상으로 치매 치료 관리비가 필요한 노인을 선별하여 소득기준 등에 따라 월 일정금액을 지원하고 있다.

또한 치매상담 전문요원이 직접 상담 및 지원을 하고 있으며 (예: 치매노인 간호, 가족상담, 치매노인 가족모임 활성화, 치매 치

료 관리비 지원사업, 배회 가능 어르신 인식표 보급 등), 치매노인
간병 요령 등의 교육, 재가치매노인에 대한 방문 및 관리, 치매노인
의 사회적 지원(장기요양보험 등) 안내 등의 다양한 지원 사업을 하
고 있다.

CHAPTER 2

정부의 지원–장기요양보험제도

한가족 씨를 비롯한 온 가족들의 세심한 정성과 간호에도 불구하고 지원해 할머니의 알츠하이머병은 더 진행되어 갔다. 치매 증상 역시 더욱 진행되어 현재 지원해 할머니는 식사, 세수, 양치질 등의 기본 생활에서도 대부분 며느리 한가족 씨의 도움이 필요한 상태로, 걸음도 제대로 걸을 수 없어 낮에는 주로 침대에서 생활하고 있다.

이러한 상태가 6개월 이상 지속되자 한가족 씨의 가족들은 국가의 도움을 받기로 결정하였다. 지원해 할머니 본인은 거동이 힘들어 직접 신청을 하거나 홈페이지에 접속하여 본인의 치매 등급 판정을 의뢰할 수 없으므로, 지원해 할머니의 아들이 인터넷으로 건강관리공단 홈페이지(www.longtermcare. or.kr)에 접속하여 '알림/자료실〉자료실'에서 서식을 다운로드받아 신청하였다.

신청 약 1주일 후 건강관리공단에서 직원이 지원해 할머니의 집을 방문하여 할머니의 일상생활 능력과 이상행동 증상, 인지기능, 간호처치 및 재활영역에 대해 현재의 기능 상태와 환경적 상태, 서비스 욕구 등을 종합적으로 조사해갔다. 직원은 병원에서 의사소견서를 받아 제출해야 한다고 알려주었고, 가족들은 지원해 할머니를 모시고 다니던 병원을 방문하였다. 할머니 상태가 매우 나빠진 이후로는 보호자들이 병원을 방문하여 할머니의 상태에 대해 자세히 설명하고 약을 받아오곤 했었지만 의사소견서 작성을 하기 위해서는 조금 힘들더라도 직접 환자가 방문해야 하며, 진단서 및 소견서 등 개인정보가 담긴 서류를 발급받기 위해서도 역시 본인이 직접 방문해야 한다는 안내를 들었기 때문이다. 장애인 택시를 불러 지원해 할머니와 휠체어까지 태운 후 병원에 방문하여 의사소견서를 받고 이를 건강보험공단에 제출하였다.

가족들이 원한 것은 우선 본인부담금이 15%인 재가급여 중 방문요양 서비스였다. 요양보호사가 하루 기본 4시간 가정을 방문하여 지원해 할머니의 신체 활동, 식사와 화장실 등의 기본적인 생활의 도움 그리고 할머니가 드실 죽이나 미음 등을 만드는 등의 가사지원을 돕는 서비스이다. 의사는 건강보험공단 내 등급판정위원회에서 방문조사 결과(할머니의 기능 상태)와 필요로 하는 장기요양서비스 제공시간 그리고 의사소견서를 근거로 지원해 할머니의 1차 등급을 정할 것이라고 알려주었다. 결과는 신청서 제출일로부터 30일 이내로 나온다고 하였다. 2주 후, 지원해 할머니의 가족들은 지원해 할머니가 장기요양 2등급으로 판정되어 재가급여 중 방문요양 서비스를 제공받을 수 있게 되었다고 통보받았다.

가족들은 현재 재가급여를 이용하지만, 할머니의 상태가 더욱더 진행되면 다른 가족들과 논의한 후 요양에 필요한 시설과 설비 및 전문인력을 갖추고 있는 노인시설에 장기간 입소시켜 개별적인 서비스를 제공받을 수 있도록 할 예정이다. 치매, 중풍 등 노인성질환 등으로 심신에 상당한 장애가 발생하여 도움을 필요로 하는 경우 입소하여 급식이나 요양, 그 밖의 일상생활에 필요한 편의를 제공하는 일반 노인요양시설의 경우 장기요양 2등급이며, 일반 건강보험 가입자인 지원해 할머니의 경우 최대 매일 34,980원을 지원받아 본인 부담금은 20%인 월 216,876원만 부담하면 된다고 한다.

원래 노인장기요양보험제도는 저소득층(기초생활 수급자)을 대상으로 시행되었던 사업이었으나, 최근에는 전 국민을 대상으로 시행되고 있다. 한국 사회의 급격한 고령화로 인해 요양보호 노인이 급증하게 되고 사회적으로 가정에서의 장기적인 요양이 불가능함에 따라 장기요양서비스는 전 국민을 대상으로 하는 보편적인 서비스로 확대되어야 할 필요성이 제기되었고, 노인인구 증가로 인한 노인 의료비의 급격한 증가가 가져온 건강보험 재정의 불안이 장기요양 서비스 변화에 불을 지폈다.

현재 노인장기요양보험제도에 의한 장기요양서비스는 건강보험공단에서 표준화된 욕구평가 도구로 수급자격을 심사하여 수급자를 선정하고 있다. 가족들이 각 시/군/구에 있는 건강관리공단에 등급판정을 의뢰하고, 이때 장기요양인정신청서와 의사소견서를 함께 제출해야 한다. 지원해 할머니의 가족들처럼 신청은 인터넷으로도 할 수 있지만 의사소견서 제출을 위해서는 직접 병원에 방문해야 한다. 등급이 확정되면 표준장기이용계획서 및 등급인증서를 받게 되고, 이를 바탕으로 등급에 맞는 시설을 찾아 이용하면 된다. 지원해 할머니처럼 장기요양 2등급에 해당되는 경우(1, 2등급), 시설 이용이 가능하며 3등급 중에서도 재가급여 및 시설급여자는 시설 이용이 가능하다. 하지만 시설에 따라 입소조건, 서비스를 받을 수 있는 환경, 입소기간, 이용자 본인부담금 등이 다르므로 입소 전에 잘 알아보아야 한다.

등급판정 절차

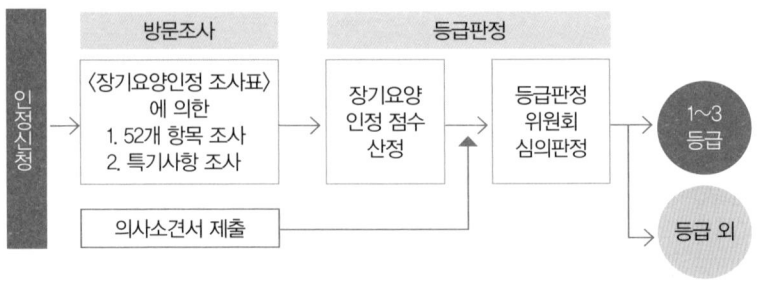

장기요양인정 조사표

영역	항목		
신체기능 (12항목)	• 옷 벗고 입기 • 목욕하기 • 일어나 앉기 • 화장실 사용하기	• 세수하기 • 식사하기 • 옮겨 앉기 • 대변 조절하기	• 양치질하기 • 체위변경하기 • 방 밖으로 나오기 • 소변 조절하기
인지기능 (7항목)	• 단기기억 장애 • 상황판단력 감퇴 • 나이 · 생년월일 불인지	• 지시 불인지 • 장소 불인지	• 날짜 불인지 • 의사소통 · 전달 장애
행동변화 (14항목)	• 망상 • 환각, 환청 • 슬픈 상태, 울기도 함 • 불규칙한 수면, 주야혼돈 • 도움에 저항	• 시설거림, 안절부절 못함 • 길을 잃음 • 폭언 · 위협행동 • 밖으로 나가려 함 • 의미없거나 부적절한 행동	• 물건 망가트리기 • 돈 · 물건 감추기 • 부적절한 옷 입기 • 대소변 불결행위
간호처치 (9항목)	• 기관지 절개 간호 • 흡인 • 산소요법	• 경관영양 • 욕창간호 • 암성통증간호	• 도뇨관리 • 장루간호 • 투석간호
재활 (10항목)	운동 장애(4항목) • 우측상지 • 우측하지 • 좌측상지 • 좌측하지	관절 제한(6항목) • 어깨관절 • 팔꿈치관절 • 손목 및 수지관절 • 고관절 • 무릎관절 • 발목관절	

등급판정위원회의 심의/판정 양식

가. 인정조사결과: (   )등급 / 요양인정점수: (   )점

구분	계	청결	배설	식사	기능 보조	행동 변화	간접 지원	간호 처치	재활 훈련
점수									
통상 적인 예 (표기)									

- 요양 인정점수가 통상적인 예(신뢰구간 95%)를 벗어난 경우 △표기
- 경고코드: 09, 16

다. 영역벽 기능 상태 원점수

구분	신체기능	인지기능	행동변화	간호처치	재활
점수					
통상적인 예(표기)					

라. 조사항목의 영역별 가중치 부과 100 득점

신체기능	인지기능	행동변화	간호처치	재활

마. 장애 · 치매성노인의 일상생활자립도 및 등급별 분포

구분		치매성노인			
		자립	불완전	부분 의존	완전 의존
신체 기능	정상				
	생활자립				
	준와상				
	완전와상				

1등급:
2등급:
3등급:
등급 외:

바. 서비스 이용 현황

가. 방문요양	회/ 월
나. 방문목욕	회/ 월
다. 방문간호	회/ 월
라. 주 · 야간 보호	회/ 월
마. 단기보호	회/ 월
바. 복지욕구	품목/ 년

※출처: 국민보험공단 홈페이지

나. 인정조사 항목

항목		조사 결과	의사 소견서	전화 결과
신체 기능 (12항목)	1. 옷 벗고 입기 2. 세수하기 3. 양치질하기 4. 목욕하기 5. 식사하기 6. 체위 변경하기 7. 일어나 앉기 8. 옮겨 앉기 9. 방 밖으로 나오기 10. 화장실 사용하기 11. 대변 조절하기 12. 소변 조절하기			
인지 기능 (7항목)	1. 단기기억 장애 2. 지시 불인지 3. 날짜 불인지 4. 상황판단력 감퇴 5. 장소 불인지 6. 의사소통 · 전달 장애 7. 나이 · 생년월일 불인지			
행동 변화 (14항목)	1. 망상 2. 서성거림, 안절부절 못함 3. 물건 망가트리기 4. 환각, 환청 5. 길을 잃음 6. 돈 · 물건 감추기 7. 슬픈 상태, 울기도 함 8. 폭언 · 위협행동 9. 부적절한 옷 입기 10. 불규칙한 수면, 주야혼돈 11. 밖으로 나가려 함 12. 대소변 불결행위 13. 도움에 저항 14. 의미 없거나 부적절한 행동			
간호 처치 (9항목)	1. 기관지 절개 간호 2. 경관영양 3. 도뇨관리 4. 흡인 5. 욕창간호 6. 장루간호 7. 산소요법 8. 암성통증간호 9. 투석간호			
재활 (10항목)	1. 우측상지 운동 장애 2. 우측하지 운동 장애 3. 좌측상지 운동 장애 4. 좌측하지 운동 장애 5. 어깨관절 제한 6. 팔꿈치관절 제한 7. 손목 및 수지관절 제한 8. 고관절 제한 9. 무릎관절 제한 10. 발목관절 제한			

치매에 대한 불안과 공포를 해결해주는

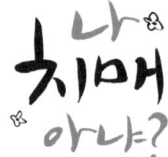

나 치매 아냐?

초판 1쇄 발행 2013년 9월 17일
초판 3쇄 발행 2018년 3월 10일

지은이 한설희
펴낸이 김영조
콘텐츠기획팀 홍지은, 신수연
마케팅팀 이유섭, 배태욱
경영지원팀 정은진
외부스태프 디자인 design group ALL
펴낸곳 싸이프레스
주소 서울시 마포구 양화로7길 4-13(서교동, 392-31) 302호
전화 02-335-0385/0399
팩스 02-335-0397
이메일 cypressbook1@naver.com
홈페이지 www.cypressbook.co.kr
블로그 blog.naver.com/cypressbook
페이스북 www.facebook.com/cypressbook
인스타그램 @cypress_book
출판등록 2009년 11월 3일 제2010-000105호

ISBN 978-89-97125-34-0 13510

이 도서의 국립중앙도서관 출판시도서목록(CIP)은 e-CIP홈페이지(http://www.
nl.go.kr/cip.php)와 국가자료공동목록시스템(http://www.nl.go.kr/kolisnet)에서
이용하실 수 있습니다.(CIP 제어번호:2013017472)